食品生物工艺专业改革创新教材系列　　总主编　余世明

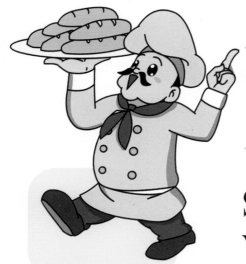

食品卫生与安全认证

SHIPIN WEISHENG YU ANQUAN RENZHENG

主编◎钟细娥　胡源媛

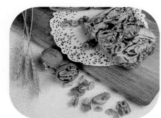
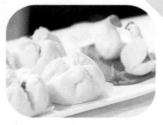

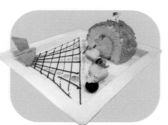
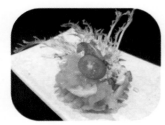
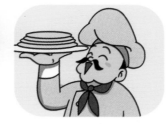
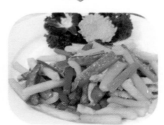

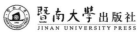
暨南大学出版社
JINAN UNIVERSITY PRESS

中国·广州

编写说明

　　本书系食品生物工艺专业学生"食品卫生与安全认证"课程用书，是职业教育改革创新教材系列之一。

　　"民以食为天，食以安为先"，食品安全问题已引起国家的高度重视。2015 年 10 月 1 日，全国开始实行更为严厉、监管力度更大的新版食品安全法，对食品生产、食品销售、餐饮服务等各方面提出更为严格的管理要求。在我国，食品行业中达到 GMP 标准的企业所占的比重还较低，加工设施简陋、卫生知识缺乏、操作技能不熟等仍然是影响食品卫生水平的重要原因。食源性疾病是危害公众健康的最重要因素，食品中的物理性危害和化学性危害对食品安全存在的威胁也不容忽视。因此，要加大力度宣传食品安全教育，规范食品经营、食品添加剂及相关产品的管理，完善企业内的食品质量安全体系，将危害降至最低。

　　本书采用模块教学的理念和特色，以素质为核心，以能力为本位，力求使教材浅显易懂、形象生动。本书编写讲求实用性，通过对食品中的常见危害（生物性危害、化学性危害、物理性危害）的分析，引出在食品生产加工中控制三大危害的质量安全管理体系的建立，并以食品企业、餐饮服务业为例，解析食品质量安全管理体系的应用。书中包含大量简易的文字图表，以问题导入—内容解析—案例分析的方式逐层阐述食品质量安全管理体系的内容及其应用，适合作为中高职院校相关专业的教材。

　　本书由钟细娥（广东省贸易职业技术学校高级工程师）、胡源媛（广东省贸易职业技术学校高级讲师）主编，广东省贸易职业技术学校教师何婉宜、周璐艳、凌红妹、麦明隆、林丽华及广东省食品工业研究所高级工程师庄俊钰和广东省工程技术研究所高级工程师唐源胜参编。全书由钟细娥统稿。

本书也是"校企合作"共同编写的专业教材，编写过程中得到了广东省食品工业研究所、广东省工程技术研究所、广州香格里拉大酒店等行企业专家的悉心指导。

CONTENTS

目 录

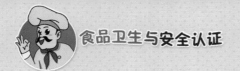

第二篇　食品质量安全管理体系在食品企业和餐饮服务业的应用

模块四　食品质量安全管理体系 HACCP 在食品企业的应用

模块五　食品质量安全管理体系在餐饮服务业的应用 ········· 93

第一篇 食品质量安全管理体系基础知识

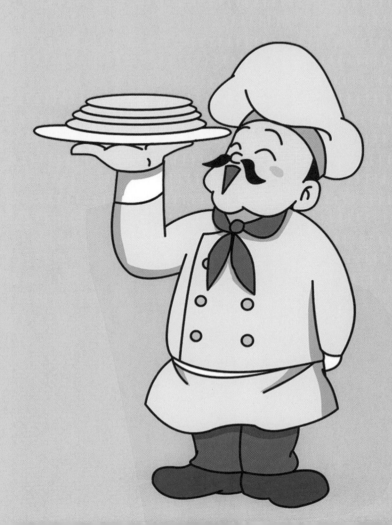

模块 一

食品加工常见危害与食品安全

　　食品是指"各种供人食用或者饮用的成品和原料以及按照传统既是食品又是中药材的物品，但是不包括以治疗为目的的物品"（《中华人民共和国食品安全法》第一百五十条）。

　　食品安全危害是指食品中存在的影响人类身体健康的有毒有害因素。

　　食品安全是指食品无毒、无害，符合应当有的营养要求，对人体健康不造成任何急性、亚急性或者慢性危害。

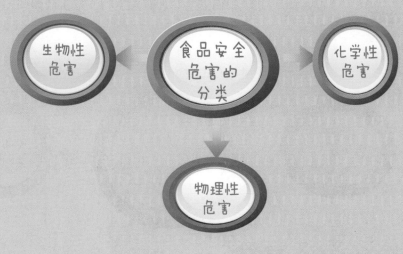

生物性危害　←　食品安全危害的分类　→　化学性危害

物理性危害

动动脑筋：

　　我们需要掌握与食品安全危害相关的哪些知识呢？

常见的生物性危害及预防措施

　食品中富含蛋白质、脂肪、碳水化合物等物质，不仅给人类提供营养，也给环境中微生物的生长、繁殖提供丰富的营养。微生物无处不在，我们时时刻刻生活在"微生物的海洋"中。食物一旦被有害微生物污染，不仅品质下降，而且会产生有毒有害物质，对人体造成危害。

食品中的生物性危害是指致病性微生物及其代谢产物对食品原料、加工过程造成的危害。包括致病性微生物（主要指有害细菌）、病毒、寄生虫等。

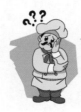

动动脑筋：

1. 你能说说生物性危害引起的食品安全事件吗？
2. 我们需要掌握有关生物性危害的哪些知识呢？

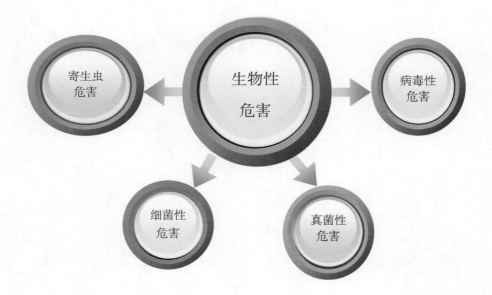

食品中的生物性危害按生物的种类，主要分为以下几大类：

（1）细菌性危害，包括引起食物中毒的细菌及其毒素造成的危害。

（2）真菌性危害，包括真菌及其毒素造成的危害。

（3）病毒性危害，包括各种病毒如甲型肝炎病毒、诺瓦克病毒等引起的危害。

（4）寄生虫危害，包括原生动物（如鞭毛虫）和绦虫（如牛带绦虫）等寄生虫造成的危害。

任务一　微生物基础知识

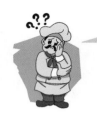

想一想：

　　微生物到底是什么呢？微生物有哪些特点呢？

微生物的概念：

　　定义：微生物是一切个体微小、结构简单、肉眼不可见或看不清楚的微小生物的统称。

　　分布：广泛分布于自然界与人和动物体内。

一、微生物的特点

1. 代谢活力强

微生物虽然体积小，但有极大的比表面积，如大肠杆菌的比表面积可达 30 万 m^2/g，因而微生物能与环境迅速进行物质交换，吸收营养和排泄废物，而且有极大的代谢速率。如一个细菌在 1 小时内所消耗的糖相当于一个人在 500 年内所消耗的粮食。

2. 繁殖快

微生物繁殖速度快、易培养，是其他生物所不能比拟的。如在适宜条件下，大肠杆菌 37℃ 时世代时间为 18min，每 24h 可分裂 80 次，增殖数为 1.2×10^{24}。

3. 种类多、分布广

人迹可到之处，微生物的分布必然很多，而人迹不到的地方，也有大量的微生物存在。目前已定种的微生物只有大约 20 万种，但一般认为目前为人类所发现的微生物还不到自然界中微生物总数的 2%，真正利用的不到 1%。

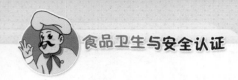
4. 适应性强、易变异

（1）抗热：有的细菌能在 265 个大气压、250℃的条件下生长。

（2）自然界中细菌生长的最高温度可以达到 113℃。

（3）有些细菌的芽孢，需加热煮沸 8 小时才能被杀死。

（4）抗寒：有些微生物可以在 −12℃至 −30℃的低温下生长。

（5）抗酸碱：细菌能耐受并生长的 pH 范围为 0.5～13。

（6）耐渗透压：蜜饯、腌制品、饱和盐水（32% 的 NaCl 溶液）中都有微生物生长。

（7）抗压力：有些细菌可在 1 400 个大气压下生长。

二、微生物的主要类群

微生物主要包括原核微生物、真核微生物和非细胞型微生物三大类。

1. 原核微生物

原核微生物细胞内没有成型的细胞核，核区只有一条环状 DNA 链。细胞内除了核糖体之外，没有其他细胞器，如线粒体、内质网、高尔基体等，细胞繁殖仅以二分裂方式进行。

原核微生物主要包括真细菌、放线菌、古细菌、蓝细菌、立克次氏体、衣原体、支原体和螺旋体等类群。

2. 真核微生物

真核微生物是指细胞内有核膜和核仁，能进行有丝分裂，细胞中存在线粒体和内质网等细胞器的微生物。

真核微生物主要包括真菌（酵母菌、霉菌和担子菌）、微型藻类和原生动物等。

3. 非细胞型微生物

非细胞型微生物主要是指病毒和亚病毒，亚病毒又包括类病毒、卫星病毒和朊病毒。

任务二　细菌污染与食品安全

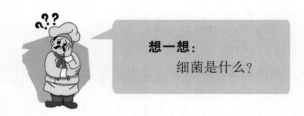

想一想：

细菌是什么？

一、细菌的基本特点

细菌是一类细胞短小、结构简单、细胞壁坚韧，多以二分裂方式繁殖的水生性强的微生物。

在自然界中，细菌分布最广、数量最多，几乎可以在地球上各种环境下生存。

1. 细菌形态

细菌种类繁多，就单个菌体而言，有三种基本形态：球状、杆状、螺旋状，分别称球菌、杆菌、螺旋菌；其中，杆菌最为常见，球菌次之，螺旋菌较少。

（1）球菌：是一类菌体呈球形或近似球形的细菌，按分裂后细胞排列的方式不同，可分为以下六种。

①单球菌，如尿素小球菌；

②双球菌，如肺炎双球菌；

③链球菌，如乳链球菌；

④四联球菌，如四联小球菌；

⑤八叠球菌，如乳酪八叠球菌；

⑥葡萄球菌，如金黄色葡萄球菌。

（2）杆菌：细胞呈杆状或圆柱状，杆菌有长有短，分为长杆菌和短杆菌。常见的有大肠杆菌等。

（3）螺旋菌：菌体呈弯曲状的杆菌，根据弯曲程度不同可分为弧菌和螺菌。

细菌除上述三种基本形态外，还存在梨形、星形、方形和三角形等多种形态。

2. 细菌细胞的结构

细菌细胞的结构包括基本结构和特殊结构。

细菌细胞的基本结构：

（1）细胞壁：是细菌细胞最外层的坚韧透明的薄膜，主要是用来维持细胞形状，提高机械强度，保护细胞免受机械损伤或其他破坏。不同细菌的细胞壁化学组成和结构不同，可以通过革兰氏染色法将大多数细菌分为革兰氏阳性菌（G^+）和革兰氏阴性菌（G^-）两大类。

（2）细胞膜：又称细胞质膜、内膜或原生质膜，是外侧紧贴细胞壁，内侧包围细胞质的一层柔软而富有弹性的半透膜。主要由磷脂双分子层和蛋白质构成。

（3）细胞质：细胞质是细胞膜以内、核以外的无色透明、黏稠的复杂胶体，也称为原生质，是细菌新陈代谢的主要场所。

（4）原核（拟核）：细菌细胞由于没有核仁和核膜，故称为原核或拟核。它是由一条环状双链的 DNA 分子高度折叠缠绕而形成，是细胞内重要的遗传物质，携带细菌全部的遗传信息。

细菌细胞的特殊结构：

（1）荚膜：某些细菌在新陈代谢过程中产生的覆盖在细胞壁外的一层疏松透明的黏液状物质。荚膜不是细菌生命活动中所必需的，荚膜的形成与否主要由菌种的遗传特性决定，也与其生存的环境有关。

（2）芽孢：是某些细菌生长到一定阶段，在细胞内形成的一个圆形或椭圆形的壁厚、含水量极低、对不良环境具有抗性的休眠孢子，又叫内生孢子。由于含水量低、壁厚而致密（分三层）、芽孢中 2，6 - 吡啶二羧酸含量高及含耐热性酶等多种因素，因此具有较强的抗逆境能力。

（3）鞭毛：是某些运动细菌体内长出的一根或数根波状弯曲的细长丝状体，是细菌细胞的运动结构。

（4）纤毛：又称菌毛、伞毛、须毛等。是某些革兰氏阴性菌和少数革兰氏阳性菌细胞上长出的数目较多、短而直的蛋白质丝或细管，与某些细菌的致病作用或接合作用有关。

二、细菌引起的食品安全事件

由于细菌个体微小、无处不在，因此由其引发的食品安全事件也层出不穷。

1. 美国大肠杆菌疫情

2013 年 4 月，美国疾控中心宣布，遍布全美 15 个州的大肠杆菌 O121 疫情，造成至少 27 人感染，超过 1/3 的病患入院治疗，81% 为 21 岁以下，最小的年仅 2 岁；其中两人因并发症——溶血性尿毒综合征而使病情恶化，导致肾功能衰竭。本次疫情疑似由某品牌食品引起，包括冷冻比萨、玉米粉饼、马苏里拉奶酪，产自 2012 年 11 月 12 日至 19 日，在全美范围内销售。后来该公司召回了 1 000 万磅被污染的冷冻食品，但是约有 30 万磅已经送到学校用于制作营养午餐。

结论：

此次召回事件所涉及的大肠杆菌比较罕见，但对于该品牌产品来说，其多种食品中受大肠杆菌污染而引发的疫情反映出其加工环境、加工过程等方面存在严重的安全缺陷，也是美国食品安全监管仍需高度关注的重点。

2. 俄罗斯沙门氏菌中毒事件

2016 年 6 月，俄罗斯中部城市彼尔姆近 150 名中学生因食物中毒被送往医院接受救治，其中 84 人留院治疗。初步调查表明，病因是学校食堂肉饼、鸡蛋饼等食物受沙门氏菌污染。

结论：

沙门氏菌食物中毒是全球性食品安全问题，对食品原料严格检验、食物彻底加热、避免交叉污染是预防沙门氏菌中毒的关键环节。

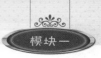

3. 新西兰肉毒杆菌乌龙事件

2013 年 8 月 2 日，新西兰初级产业部宣布，新西兰乳制品巨头恒天然集团旗下工厂生产的约 28 吨浓缩乳清蛋白粉被检测出含有肉毒杆菌毒素，以这些乳清蛋白粉作为原料生产的婴幼儿配方奶粉、饮料等产品，已有部分出口至中国等海外市场。8 月 28 日，新西兰初级产业部宣布，该部门对恒天然集团生产的浓缩乳清蛋白粉进行了多次重新检测，结果未发现含有致病的肉毒杆菌，而是含有一般不会引发食品安全问题的梭状芽孢杆菌。

结论：

国际社会鼓励食品企业对消费者健康高度负责的态度，从这一点上讲，恒天然集团做到了。但是该事件也暴露出恒天然集团这一产品在生产过程控制、常规检验、信息发布等环节存在不足，特别是检验过程存在严重不足。

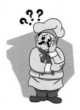

小组讨论：

你能举例并分析细菌危害引起的食品安全事件吗？可以用哪些方式控制呢？

三、细菌污染食品的方式及控制

细菌是食品污染最常见的有害因素之一，在全世界所有食源性疾病暴发的案例中，60% 以上为细菌性致病菌所致。

1. 细菌污染食品的途径

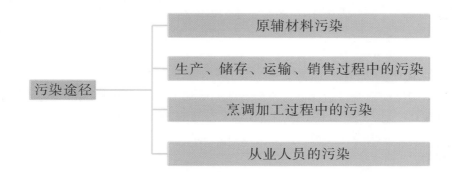

2. 细菌污染的种类

（1）感染型。

①沙门氏菌污染。

沙门氏菌属是肠杆菌科中的一个重要菌属，生长繁殖最适温度为 20℃～37℃，100℃时立即死亡，70℃经 5min 或 65℃经 15～20min 或 60℃经 1h 方可被杀死。沙门氏菌为革兰氏阴性杆菌，需氧或兼性厌氧，在自然环境中生存能力较强，其既感染人群，也伤害家畜，是人畜共患疾病的一种重要病原。沙门氏菌主要依靠消化道传播，可分布于各种动物的肠腔中，被动物污染的水体中也有大量的沙门氏菌。

沙门氏菌的控制措施：
◇生产中严格执行 OPRP、PRP/GMP 标准，并采用巴氏消毒、蒸煮等方法消除该菌的危害。
◇对可能存在沙门氏菌污染的食品，食用前要充分加热以杀灭沙门氏菌。

②大肠杆菌（大肠埃希菌）污染。

肠出血性大肠埃希菌是近年新发现的危害严重的肠道致病菌。大肠埃希菌感染已成为一个全球性的公共卫生问题，牛、羊、猪等动物是其主要传染源。带菌家畜、家禽和其他动物往往是动物性食品污染的根源，如牛肉制品、猪肉制品、羊肉制品、鸡肉、鸡蛋及其制品等。另外，带菌动物在其自然界活动范围内，可通过排泄物污染当地的食物、草地、水源和其他场所，往往造成交叉污染和感染，危害更大。

大肠杆菌的控制措施：
◇蒸煮灭菌。
◇适当的贮存温度。
◇讲究个人卫生。
◇防止动物粪便污染肉品等。

③单核细胞增生性李斯特菌污染。

单核细胞增生性李斯特菌（简称李斯特菌）是唯一会对人类构成重大影响的病原体。这种细菌可在 0℃～42℃下生长，最适合的生长温度是 30℃～35℃。李斯特菌通常在奶类产品、蔬菜、家禽及肉类内发现，但鱼类及贝类水产动物也有可能受其他食物交叉污染而含有这种细菌。

李斯特菌致病的潜伏期通常为数星期，1～90 天不等。孕妇、幼儿或长者，以及免疫力较弱的人士最易发病。患者的病情可能只属轻微，症状类似感冒，但亦可能会严重至染上脑膜炎及脑膜脑炎。孕妇如受感染，病症通常轻微，患者会发烧、肠胃不适或有类似感

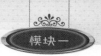

冒的病症。可是，这种细菌会对胎儿或新生婴儿造成严重影响，甚至致命。

李斯特菌经58℃～59℃加热10min可以被杀死。

李斯特菌的控制措施：
◇通过PRP、OPRP卫生控制防止二次污染。
◇蒸煮、巴氏灭菌。

（2）毒素型。

①金黄色葡萄球菌污染。

金黄色葡萄球菌为革兰氏阳性兼性厌氧菌，环境适应能力强，在干燥的环境中可生存数月，具有较强的耐热性。人和动物的化脓性感染部位常为其感染源，如奶牛患化脓性乳腺炎时，乳汁中可能带有金黄色葡萄球菌；带菌从业人员直接或间接污染各种食物；畜、禽局部患化脓性感染时，感染部位的金黄色葡萄球菌对体内其他部位进行污染。金黄色葡萄球菌可产生非常耐热的肠毒素，100℃加热30min都不能杀灭。受污染的食物在20℃～37℃下经4～8h即可产生毒素。含蛋白质丰富，水分较多，同时含一定淀粉的食物，如奶油糕点、冰淇淋、冰棒等，或含油脂较多的食物，受金黄色葡萄球菌污染后易形成毒素。

金黄色葡萄球菌的控制措施：
◇从业人员保持良好的个人卫生。
◇减少食品处于该菌生长温度下的时间。
◇减少加热后半成品的积压时间等。

②肉毒杆菌污染。

肉毒杆菌为革兰氏阳性菌、厌氧杆菌，主要存在于罐头食品和家庭自制的腌菜、腊肉、酱菜中。在高压蒸汽121℃下30min，或湿热100℃下5h方可被杀死。当环境条件适宜时，如pH值4.5～9.0、温度15℃～55℃，肉毒杆菌芽孢产生肉毒杆菌毒素，这是一种毒性很强的神经毒素，对人的致死剂量为10^{-9}mg/kg体重，但肉毒杆菌毒素不耐热，可加热杀灭。

肉毒杆菌的控制措施：
◇加热杀灭肉毒杆菌芽孢。
◇改变食品状况，以抑制肉毒杆菌产生毒素，如采用低酸性罐头热力杀菌方法杀灭肉毒杆菌。

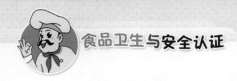
3. 食品细菌污染的指标

反映食品卫生质量的细菌污染指标包括两个方面。

一是细菌总数，即食品的一般卫生指标。食品中的细菌总数是指 1g 或 1mL 食品中所含的细菌数目。一般认为细菌总数达到 100 万～1 000 万个的食品可能引起食物中毒。此外，在商业用途中，利用细菌总数还可以预测食品的货架期。

二是大肠杆菌群，即食品的粪便污染指标。大肠杆菌数的多少表明食品受粪便污染的程度，也反映其对人体健康的危害性大小。

然而，大肠杆菌群试验并不适用于所有食品卫生检验，如对冷冻的热处理蔬菜，大肠杆菌群数量不能反映加工环境的卫生情况。标准的大肠杆菌群试验不适用于肉类、鱼贝类食品的卫生检验。因此，应根据不同食品种类采取相应的卫生检验手段。

4. 预防食品细菌污染的措施

◇严格选择食品原料。
◇加强产销过程中的卫生管理。
◇加强从业人员的个人卫生。
◇加强食品烹调过程中的卫生管理。

任务三　真菌及其毒素与食品安全

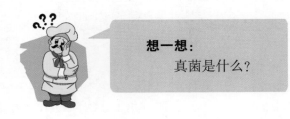

想一想：

真菌是什么？

一、真菌的定义

真菌是一类有真正的细胞壁和细胞核，不含有叶绿素和其他光合色素的真核生物。其营养体通常是丝状且有分枝的结构，细胞壁的主要成分为几丁质或纤维素，繁殖方式为有性生殖和无性生殖两种。真菌的营养方式有腐生和寄生两种，是一类吸收别种生物营养的生物群。

二、真菌的特征

（1）有固定的细胞核，属真核生物。

（2）营养体简单，大多为菌丝体。

（3）营养方式为异养型（腐生和寄生），无光合色素。真菌大多腐生，以已死的有机体作为营养来源。少数寄生的真菌主要寄生在活植物上。

（4）繁殖方式为产生各种类型的孢子。

三、真菌引起的食品安全事件

2004—2005 年，肯尼亚爆发了迄今历史上最大规模的黄曲霉毒素急性中毒事件，中毒千余人，死亡 125 人。经检测，中毒玉米中黄曲霉毒素 B_1 的含量高达 4 400ppb，是罕见的黄曲霉毒素中毒事件。

我知道：

黄曲霉毒素 B_1 是影响人和动物健康的主要真菌毒素之一，是一种高致癌物，也是全球食品安全控制中最主要的真菌毒素。

四、真菌污染食品的方式及控制

1. 真菌污染食品的方式：以霉菌毒素为主

一般而言，营养丰富的食品其霉菌生长的可能性就大，霉菌毒素是其产生菌在适合产毒的条件下所产生的次生代谢产物。在食品加工时，虽然经加热、烹调等处理可杀死霉菌的菌体和孢子，但它们所产生的毒素一般不能被破坏，如果人体内的毒素量达到一定程度，即会产生该种毒素所引起的中毒症状。

可怕的黄曲霉毒素：

黄曲霉毒素是由黄曲霉和寄生曲霉产生的二次代谢产物，广泛地存在于花生、玉米、麦类、稻谷、高粱等农产品中，是迄今发现的各种真菌毒素中最为稳定的一种。大量的动物实验表明，黄曲霉毒素是一种强烈的肝癌诱发剂，会引起动物肝细胞变性、肝坏死、肝纤维化和肝癌等。肝癌高发区常为气候潮湿和以玉米、花生为日常食品的地区，因为玉米和花生最容易被黄曲霉污染。

2．预防措施（以黄曲霉为例）

主要措施是防止食品受黄曲霉菌及其毒素的污染。

（1）食品防霉：将粮粒的水分控制在13％以下，低温保藏，注意通风。

（2）去除毒素：包括挑选霉粒法、碾轧加工法、植物油加碱去毒法、物理去除法、加水搓洗法、微生物去毒法。

（3）制定食品中黄曲霉毒素最高允许量标准并严格执行。

任务四　病毒、寄生虫与食品安全

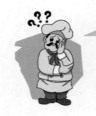

想一想：

病毒的危害有多大呢？

一、病毒的基本特性

1．病毒的一般特性

病毒是一类比细菌更小，能通过细菌过滤器，仅含一种类型核酸（DNA 或 RNA），只能在活细胞内生长繁殖的非细胞形态的微生物。

2．病毒的特点

（1）个体极小（以 nm 计）。能通过细菌过滤器，形态多样，有球状、杆状、复合型。

（2）无细胞结构。由蛋白质、核酸构成，一个病毒体内仅含一种核酸。

（3）专性活细胞内寄生。病毒酶系不全，离开活体后无生命特征。

（4）以复制的方式增殖。包括核酸复制、核酸蛋白质装配，是在分子水平上进行的。

（5）抵抗力。对抗生素不敏感，对干扰素敏感。

3．病毒的基本结构

病毒的基本结构包括衣壳、核酸、包膜、刺突。

4．病毒的分类

病毒根据形态分为廿面体对称结构（球状）、螺旋对称结构（杆状）和复合对称结构（蝌蚪状）。

我知道的病毒：

　　病毒个体比细菌小，用光学显微镜看不见。病毒不是细胞，没有细胞结构，其外膜为蛋白质，内部为核酸。病毒不能靠自身进行复制繁殖，污染到食品中的病毒不会生长繁殖，因此它们不需要营养、水和空气。病毒不会导致食品腐败变质，但食品上的病毒可以通过感染人体细胞而引起疾病。

　　病毒吸附在细胞上时，会向细胞注射其病毒核酸并夺取宿主细胞成分，产生上百万个新病毒，同时破坏细胞。病毒感染剂量低，易存活，与表征性细菌的相关性不明显。虽然多数病毒不耐热，但也存在一些非常耐热、不易被破坏的病毒。病毒只对特定动物的特定细胞产生感染作用，因此，食品安全控制过程中只需考虑对人有致病作用的病毒。

二、病毒引起的食品安全事件

　　据媒体报道，深圳市龙岗区一所学校从 2015 年 1 月 5 日开始，有 140 名学生陆续出现不同程度的呕吐、腹泻。经当地多个部门介入此事的调查处理，检测确定引发此症状的原因为诺如病毒。诺如病毒是一种杯状病毒，抗体没有显著的保护作用，尤其是没有长期免疫保护作用，极易造成反复感染。近年来，诺如病毒感染已成为中小学及幼儿园中多发的食品安全事件，容易在局部区域内造成消费者的恐慌。

结论：

　　我国要提高病毒的检测和监测能力。目前，我国食品中食源性病毒的检测和监测能力亟待加强。建议相关机构重视食源性诺如病毒感染的监测和信息报告，结合国内外流行趋势及时发布预警信息。

三、病毒污染食品的方式及控制

1. 病毒污染食品的途径

（1）环境污染使原料动植物感染上病毒。

（2）原料动植物本身带有病毒。

（3）带有病毒的食品加工人员可导致食品的直接性污染，而污水则导致食品的间接性污染。

（4）食品加工人员的不良卫生习惯。

（5）生熟不分，造成带病毒的原料污染半成品或成品。

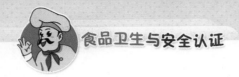
2. 常见的食源性病毒

（1）甲型肝炎病毒。

甲型肝炎病毒（简称 HAV）是一种极其微小（27nm）的可通过粪—口途径传播的病毒。这类病毒在较低温度下较稳定，但在高温下可被破坏。甲型肝炎的症状可重可轻，有突感不适、恶心、黄疸、食欲减退、呕吐等。

病毒通常来自食品操作者、受污染的生产用水和贝类。

（2）诺沃克病毒。

诺沃克病毒是引起非细菌性肠道疾病（胃肠炎）的主要原因。其症状包括恶心、呕吐、腹泻、痉挛和偶尔发烧。该病毒可通过受污染的色拉、草莓、生蚝、烧饼、鸡肉、三明治等传染。

诺沃克病毒控制措施与甲型肝炎病毒相似。主要包括切断污染源，做好个人卫生，食物煮熟、煮透等。

（3）口蹄疫病毒。

口蹄疫病毒引起的疾病为口蹄疫，此病的发生和流行有明显的季节性，气候寒冷时相对容易流行。

（4）疯牛病病毒。

疯牛病（BSE）病毒被认为是 20 世纪 90 年代以来头号食源性致病病毒。疯牛病是牛的一种高致死性神经系统疫病，不仅对养牛业造成严重危害，而且可能与人的新型克雅病的发生有关，对公共卫生和人类健康有巨大威胁。人食用 BSE 病牛产品可被感染。

可怕的疯牛病病毒：

　　人类至今还没有找到预防和治疗疯牛病的有效方法，还不能在人或牛活着的时候确诊其是否得了疯牛病。因此，疯牛病引起了严重的社会恐慌。目前，能采取的预防和控制疯牛病病毒传播的方法是杜绝其传播渠道，做好养殖场的安全管理工作。

3. 病毒危害的控制

（1）对食品原料进行有效的消毒处理（除非加工过程可以起到消毒作用）。

（2）屠宰厂对原料动物进行严格的宰前宰后检验检疫，肉制品厂对原料肉的来源进行控制，保证原料肉没有疫病。

（3）严格执行 GMP、SSOP/OPRP 标准，确保加工人员健康和加工过程中各环节的消毒效果。

（4）不同清洁度要求的区域应严格隔离。

四、寄生虫危害及其控制措施

寄生虫是需要宿主才能存活的生物，生活在宿主体表或其体内。世界上存在着几千种寄生虫，只有约20%的寄生虫能在食物或水中生存，能通过食品感染人类的寄生虫不到100种。

对大多数食品寄生虫而言，食品是它们自然生命循环的一个环节（鱼和肉中的线虫），当人们连同食品一起吃掉它们时，它们就有了感染人类的机会。寄生虫存活的两个最重要的因素是合适的宿主和合适的环境（温度、水、盐度等）。

寄生虫可以通过宿主排泄的粪便所污染的水或食品传播。人是否受到寄生虫的危害取决于食品的选择、文化习惯和制作方法。大多数寄生虫对人类无害，但是可能让人感到不舒服。寄生虫通常与生的或未煮熟的食品有关，因此彻底加热食品可以杀死所有食品携带的寄生虫。在特定情况下，冷冻也可以杀死食品中的寄生虫。

防止通过粪便污染向食品传播寄生虫的方法包括：食品加工人员的良好个人卫生习惯；人类粪便的合适处理；合适的污水处理。

常见的化学性危害及预防措施

食品的化学性危害，是指存在于食品中、摄取一定数量后可能导致人发生疾病的化学物质引起的危害。它可能来源于天然存在的化学物质、有意加入的化学物质，以及无意或偶然进入食品中的化学物质。

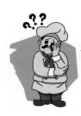

动动脑筋：

1. 你能说说化学性危害引起的食品安全事件吗？
2. 我们需要掌握有关化学性危害的哪些知识呢？

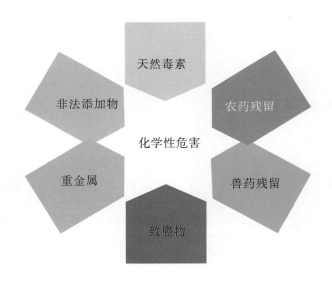

天然毒素

农药残留

非法添加物

化学性危害

兽药残留

重金属

致癌物

任务一　食品本身含有的有毒化学物质与食品安全

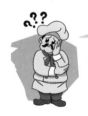

想一想：

哪些食品本身含有有毒化学物质呢？

长期以来，人们对化学物质引起的食品安全问题有不同程度的了解，却忽视了人们赖以生存的动植物本身所含有的或者在代谢过程中产生的天然毒素。于是在生产中不加任何化学物质的天然食品颇受青睐，身价倍增，一些宣传媒体也将其描述为有百利而无一害的食品。然而事实并非如此，动植物中的天然有毒物质引起的食物中毒事件屡有发生，由此带来的经济损失也不可小觑。

食品安全小故事

　　周末，小明陪妈妈到菜市场采购午餐食材，看到他最喜欢的四季豆，便要妈妈买回家给他做凉拌四季豆。

　　到家后，妈妈开始准备午餐，她把四季豆洗净沥水，放到锅里焯水后就走开了。这时，小明进了厨房，他看见水里碧绿的四季豆，捞起一个就往嘴里塞，"还是硬硬的，有点青味"，他说了一句就回到客厅看电视了。

　　妈妈把凉拌四季豆做好后出到客厅，发现小明抱着腹部冒着冷汗痛苦地在沙发上翻滚。

　　经过医生的诊断，小明是由四季豆的皂苷引起的中毒。

一、食品中天然有毒物质的种类

有毒生物碱

　　有毒生物碱主要有烟碱、茄碱、颠茄碱、秋水仙碱、麻黄碱、马钱子碱等。其中以马钱子碱毒性最大，主要存在于罂粟科、茄科、毛茛科、豆科、夹竹桃科等植物和海狸、蟾蜍等动物中。

有毒蛋白和肽	蛋白质是生物体中最复杂的物质之一。有毒蛋白包括植物中含的胰蛋白酶抑制剂、红血球凝集素、蓖麻毒素等，动物中如鲇鱼、鳇鱼等鱼类的卵中含有的鱼卵毒素等。此外，毒蘑菇中的毒伞菌、白毒伞菌等含有毒肽和毒伞肽。当异体蛋白质注入人体组织时可引起过敏反应，内服某些蛋白质也可产生各种毒性。
酚类及其衍生物	酚类及其衍生物是植物中最常见的成分，主要包括黄酮、异黄酮、香豆素、鞣酸等多种类型化合物。例如棉酚，也称毒酚或棉籽酚，它能使人体组织红肿出血、精神失常、食欲不振，长期食用还会影响生育能力。人食用了未经脱酚处理的食用棉籽油、动物吃了未经脱酚处理的棉籽蛋白都会引起中毒。
酶类	酶是一种具有生物催化功能的高分子物质，它存在于某些植物中分解食品的营养成分，从而影响人体营养吸收或者产生有毒有害化学物质造成食品危害。例如：蕨类中的硫胺素酶可破坏动植物体内的硫胺素，引起人的硫胺素缺乏症；豆类中含的脂肪氧化酶可破坏胡萝卜素，食入未处理的大豆可使家畜及人体的血液和肝脏内维生素 A 及胡萝卜素的含量降低。
非蛋白类神经毒素	非蛋白类神经毒素主要指河豚毒素、肉毒鱼类毒素、螺类毒素、海兔毒素等，多数分布于河豚、蛤类、螺类、海兔等水生动物中，它们本身无毒，却因摄取了海洋浮游生物中的毒藻类或通过食物链间接摄取而将毒素积累于体内。
草酸	草酸在人体内与钙结合形成不溶性的草酸钙，在组织中沉积。主要分布在盐生草、苋属植物、滨藜、酢浆草及菠菜等植物中。
鱼体组胺	鱼体组胺是指鱼体被分泌组氨酸脱羧酶的细菌污染后，在适宜的温度下，血红蛋白被组氨酸脱羧酶分解成组氨酸后经脱羧产生有毒化学物质，它会使毛细血管扩张和支气管收缩。
苷类	苷类，又称配糖体或糖苷，主要分布于植物的根、叶、茎、花和果实中，包括氰苷、茄苷、硫代葡萄糖苷等。氰苷水解后产生氢氰酸（HCN），剧毒，主要分布在生果仁、生木薯中。茄苷配基为茄碱（龙葵碱），能破坏红血球的溶血作用，主要存在于发芽的马铃薯、青番茄、茄子等茄科植物中。硫代葡萄糖苷水解后产生异硫氰酸酯、硫醚等有害物质，能导致甲状腺肿大、碘吸收水平下降，主要分布在油菜、芥菜、萝卜等十字花科蔬菜中。

二、含天然有毒物质的植物性食物及其中毒预防措施

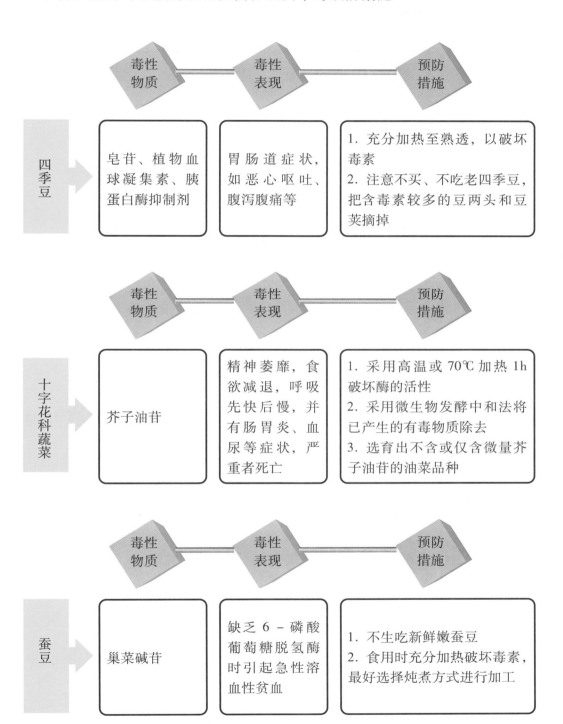

四季豆

毒性物质：皂苷、植物血球凝集素、胰蛋白酶抑制剂

毒性表现：胃肠道症状，如恶心呕吐、腹泻腹痛等

预防措施：
1. 充分加热至熟透，以破坏毒素
2. 注意不买、不吃老四季豆，把含毒素较多的豆两头和豆荚摘掉

十字花科蔬菜

毒性物质：芥子油苷

毒性表现：精神萎靡，食欲减退，呼吸先快后慢，并有肠胃炎、血尿等症状，严重者死亡

预防措施：
1. 采用高温或 70℃ 加热 1h 破坏酶的活性
2. 采用微生物发酵中和法将已产生的有毒物质除去
3. 选育出不含或仅含微量芥子油苷的油菜品种

蚕豆

毒性物质：巢菜碱苷

毒性表现：缺乏 6 - 磷酸葡萄糖脱氢酶时引起急性溶血性贫血

预防措施：
1. 不生吃新鲜嫩蚕豆
2. 食用时充分加热破坏毒素，最好选择炖煮方式进行加工

毒性物质	毒性表现	预防措施
豆浆 皂苷、胰蛋白酶抑制剂、红血球凝集素	恶心呕吐、腹胀腹泻、头晕乏力	"假沸"之后应继续加热至100℃，待泡沫消失后再用小火煮10min

毒性物质	毒性表现	预防措施
木薯 水解以后产生氢氰酸	中枢神经受损	1. 应加强宣传，不能生吃木薯 2. 加工时必须先去皮，洗涤薯肉后用水煮熟

毒性物质	毒性表现	预防措施
土豆 茄碱（龙葵素）	胃肠道症状、中枢神经受损或出现溶血现象	1. 存放于干燥阴凉处，以防止发芽 2. 发芽多的或皮肉为黑绿色的都不能食用

毒性物质	毒性表现	预防措施

黄花菜

秋水仙碱在人体内被氧化成二秋水仙碱	心慌胸闷、头痛、呕吐及腹痛、腹泻，重者还会出现血尿、血便、尿闭与昏迷	1. 开水焯一下，然后用清水浸泡 2～3h 2. 用水煮沸 10～15min 3. 晒干后再食用

毒性物质	毒性表现	预防措施

苦杏仁

氰苷	口苦头痛、恶心呕吐、脉频，重者昏迷失去意识，呼吸麻痹或心跳停止而死亡	1. 不生吃各种果仁，经炒熟后可去除毒素 2. 用于治病，应遵照医嘱，防止因食用过量中毒

毒性物质	毒性表现	预防措施

白果

白果二酚、白果酚、白果酸	除胃肠道症状外，还有抽搐、肢体强直、呼吸困难、紫绀、神志不清、脉细、瞳孔散大等症状	1. 避免与种皮接触 2. 不食用生或变质白果，生白果去壳及果肉中绿色的胚，加水煮熟后弃水再食用

毒性物质	毒性表现	预防措施
蓖麻	蓖麻毒素、蓖麻碱、蓖麻血凝素	恶心呕吐、腹痛腹泻、出血，严重的可出现脱水、休克、昏迷、抽风和黄疸	加强宣传教育，防止误食

毒性物质	毒性表现	预防措施
毒蘑菇	生物碱、毒肽、有机酸树脂类	呕吐、腹痛、腹泻致脱水、电解质紊乱、血压下降甚至休克	一般认为颜色鲜艳、形态奇特的蘑菇有毒，蕈柄上有蕈环和蕈托的蘑菇有毒，应禁食

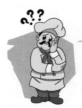

动动脑筋：

　　你还知道哪些植物有毒？中毒表现是什么？如何预防中毒？

三、含天然有毒物质的动物性食物及其中毒预防措施

1. 鱼类

河豚

| 毒素 | 河豚毒素 |

| 中毒表现 | 先感觉手指、唇、舌等部位刺疼，后出现腹泻等胃肠道症状，伴四肢无力发冷，以及嘴唇、指尖、趾端等麻痹。然后言语不清、紫绀、血压和体温下降，呼吸困难，最后死于呼吸衰竭 |

| 预防措施 | 1. 加强卫生宣传，了解其毒性
2. 加强市场管理，禁止出售河豚
3. 实行人工养殖，降低毒性，有条件利用 |

鲐鱼、金枪鱼、沙丁鱼、秋刀鱼及竹荚鱼

青皮红肉鱼

| 毒素 | 组氨酸经细菌作用后产生组胺 |

| 中毒表现 | 脸红、头晕头疼、心跳脉搏加快、胸闷和呼吸促迫 |

| 预防措施 | 1. 保持鱼类新鲜，防止腐败
2. 烹调前去除内脏并浸泡
3. 烹调时放醋，降低组胺含量 |

青鱼、鲢鱼、鳙鱼、鲤鱼等淡水鱼

毒素 胆汁毒素，主要成分是组胺、胆盐及氰化物

胆毒鱼类 →

中毒表现 黄疸、腹水、肝昏迷、全身浮肿等症状

预防措施
1. 不吃鱼胆
2. 烹调前小心处理，以防产生污染

鲨鱼、鳕鱼、马鲛鱼、鲤鱼

毒素 维生素A，摄入过多引起中毒症状

肝毒鱼类 →

中毒表现 头痛头晕、恶心呕吐、腹痛腹泻、嗜睡无力、心跳加快、眼结膜充血、结膜下出血、皮肤潮红及发疹或有水疱等症状，口周面部脱皮，之后蔓延至全身，甚至头发脱落

预防措施
1. 认清鱼肝中毒的危害
2. 不食用形态较大的鱼肝

鳗鲡和黄鳝

| 毒素 | 血液中含有蛋白质毒素 |

血毒鱼类

| 中毒表现 | 出现恶心、腹泻、皮疹、紫绀、全身乏力及心律不齐等症状，重者因呼吸困难而死亡 |

| 预防措施 | 1. 禁止生饮血
2. 彻底煮熟，破坏毒素
3. 加工时要防止刺伤 |

2. 贝类

大多数贝类毒素是外源性的，即毒素不是贝类本身的产物，而是外来生物所产生的毒素被贝类摄取、积累。这些贝类毒素来自于滋生在海洋中的有毒藻类，如涡鞭藻、倒卵形鳍藻、渐尖鳍藻及短裸甲藻。某些无毒可供食用的贝类，在摄取了这些有毒藻类后，就被毒化。

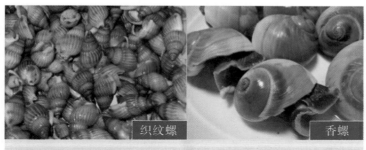

织纹螺　　香螺

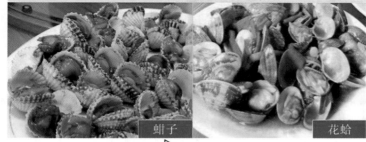

蚶子　　花蛤

贝类毒素主要有麻痹性贝类毒素、腹泻性贝类毒素、神经性贝类毒素等，其中麻痹性贝类毒素的毒性最高，危害最大，中毒严重者可以致死。

去内脏、洗净、水煮可以有效减少毒素

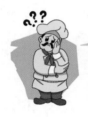

动动脑筋：

你还知道哪些动物有毒？中毒表现是什么？如何预防中毒？

任务二　食品受到有毒化学物质污染与食品安全

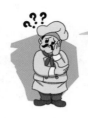

想一想：

污染食品的有毒化学物质有哪几类呢？

一、农药残留

农药残留是指使用农药后残存于生物体、食品（农副产品）和环境中的微量农药原体、有毒代谢物、降解物和杂质的总称，是引起食品安全问题的最常见的化学性危害。当农药超过最大残留限量时，将对人畜产生不良影响或通过食物链对生态系统中的生物造成毒害。

食品安全小故事

暑假来了，小明兴高采烈地回到老家，姥姥从车站接他回家的时候经过一片玉米地。

适逢七月玉米成熟，满目硕果累累。小明冲进玉米地，打算摘几根回家大快朵颐，刚准备下手，姥姥就着急地喊："摘不得，吃不得！会中毒的！"

"中毒？"小明疑惑地看着姥姥。

姥姥微笑了一下说："你看到玉米很饱满，很有食欲对吧？"小明点点头。姥姥接着说："但那块玉米地有毒，玉米地的主人为了防止钻心虫，撒了六六六在苞叶里。"

小明疑惑地复述着："六六六？"

到家后小明上网查找到关于六六六的信息，顿时手心发冷。

1. 农药残留的种类

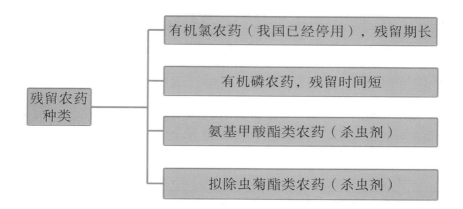

残留农药种类
- 有机氯农药（我国已经停用），残留期长
- 有机磷农药，残留时间短
- 氨基甲酸酯类农药（杀虫剂）
- 拟除虫菊酯类农药（杀虫剂）

2. 农药残留的污染途径

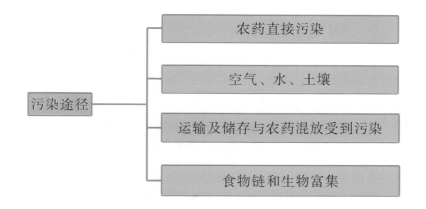

污染途径
- 农药直接污染
- 空气、水、土壤
- 运输及储存与农药混放受到污染
- 食物链和生物富集

　　农药对食品的直接污染是在施用农药时，部分农药黏附在作物根、茎、果实的表面，另外部分农药通过植物叶片组织渗入植株体内，再经生理作用转运到植物的根、茎、果实等各部分，并在植物体内进行代谢。

　　农药对食品的间接污染主要是由于农药的施用造成大气、水、土壤的农药污染，使作物从污染的环境中吸收农药，形成动植物食品中的农药残留。

　　食物链和生物富集作用是指农药残留被生物摄取或通过其他方式吸入后累积于体内而造成农药的高浓度贮存，通过食物链转移并经食物链的逐级富集，进入人体的农药残留数量呈现上万倍的增加，从而严重影响人体健康。

　　农药一旦被生物摄取或者通过其他方式吸入，就会在体内累积而造成农药的高浓度贮存，通过食物链进入人体后，农药残留数量呈现上万倍的增加，从而严重影响人体健康。

残留在土壤中的农药通过植物的根系进入植物体内。不同植物机体内的农药残留量取决于它们对农药的吸收能力。不同植物对艾氏剂的吸收能力大小依次为：花生、大豆、燕麦、大麦、玉米。农药被吸收后，在植物体内分布量的顺序是：根、茎、叶、果实。

农药进入河流、湖泊、海洋，造成农药在水生生物体中积累。在自然界的鱼类机体中，含有机氯杀虫剂相当普遍，浓缩系数为 5~40 000 倍。

3. 降低农药残留的措施

措施名称	适用食物
浸泡法水洗	油菜、生菜、甘蓝、油麦菜等叶类蔬菜
碱水浸泡法	番茄、黄瓜、青椒等
储存法	冬瓜、南瓜等不易腐烂的蔬菜
热水煮	芹菜、菠菜、菜花、豆角等

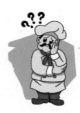

动动脑筋：

残留的农药有哪些种类呢？通过哪些途径污染食品呢？有哪些预防措施呢？

拓展阅读：

农药对食品的污染，造成食品中的农药残留量过高，已成为我国人民膳食中的主要食品安全问题。

1990 年我国首次进行全膳食研究，调查了 12 个省、市、自治区食品中有机磷和有机氯农药残留及人群摄入水平，结果表明九类食品（包括谷类、豆和坚果类、薯类、肉类、蛋类、水产类、乳类、蔬菜类和水果类）样品中均检出有机氯农药六六六（BHC），对 12 种有机磷农药进行检测，检出五种有机磷农药，其中高毒农药甲胺磷检出率最高，膳食中甲胺磷摄入量占有机磷农药总摄入量的 71.3%。

二、兽药残留

兽药残留是指给动物使用药物后，药物原形、代谢产物或者其他药物杂质蓄积或贮存在动物体内细胞、组织或器官内。近30年来，随着畜牧业和兽药科技的快速发展，一方面，兽药对畜牧业发挥着越来越重要的价值；另一方面，人们为了达到增产、增收和防病治病的目的，不当使用或者过度使用兽药，导致兽药残留，也成为当今影响食品安全的重要因素之一。

食品安全小故事

2011年的一天，小明坐在电视机前收看中央电视台"3·15消费者权益日"的特别节目《"健美猪"真相》。该节目披露了河南济源双汇公司收购含有"瘦肉精"猪肉的事实。据央视记者调查，在河南省孟州市、沁阳市、温县和获嘉县调查的十几家养猪场，几乎家家都在使用"瘦肉精"，添加量大小不一，几乎成了公开的秘密。

瘦肉精大量用在饲料中可促进猪的生长，减少脂肪含量，提高瘦肉率，但食用含有瘦肉精的猪肉对人体有害。1997年我国农业部已经发文禁止在饲料和畜牧生产中使用瘦肉精。

1. 兽药残留的种类

兽药残留的种类	作用
抗生素	抑制或杀灭病原微生物
磺胺类药物	抑制或杀灭病原微生物
硝基呋喃药物	抑制或杀灭病原微生物
抗寄生虫类药物	杀灭或驱除动物体内外寄生虫
激素类药物	提高动物的繁殖率和加快生长发育速度

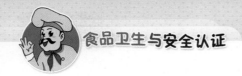

2. 兽药进入动物体的主要途径

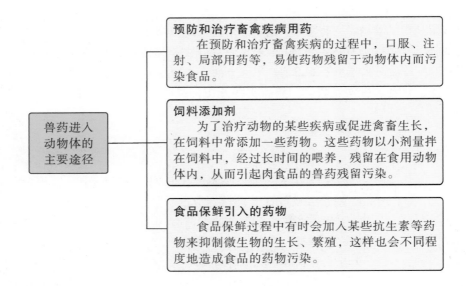

预防和治疗畜禽疾病用药
　　在预防和治疗畜禽疾病的过程中，口服、注射、局部用药等，易使药物残留于动物体内而污染食品。

饲料添加剂
　　为了治疗动物的某些疾病或促进禽畜生长，在饲料中常添加一些药物。这些药物以小剂量拌在饲料中，经过长时间的喂养，残留在食用动物体内，从而引起肉食品的兽药残留污染。

食品保鲜引入的药物
　　食品保鲜过程中有时会加入某些抗生素等药物来抑制微生物的生长、繁殖，这样也会不同程度地造成食品的药物污染。

兽药进入动物体的主要途径

3. 兽药残留污染的主要原因

1985 年美国兽药中心（CVM）对兽药残留原因的调查结果为：不遵守休药期有关规定的占 51%，使用未经批准药物的占 17%，未做用药记录的占 12%。具体原因如下：

（1）不遵守休药期有关规定。指没有严格控制畜禽在上市前的停药时间。

（2）不正确使用兽药和滥用兽药。使用兽药时，在用药剂量、给药途径、用药部位和用药动物的种类等方面不符合用药规定，造成药物残留在动物体内。

（3）饲料加工过程受到兽药污染或运送出现错误。用盛过抗菌药物的容器贮藏饲料，或盛过药物的贮藏器未经充分清洗干净即使用，都会造成饲料加工过程中的兽药污染。

（4）使用未经批准药物作为饲料添加剂来喂养可食性动物，造成食用动物的兽药残留。

（5）按错误的用药方法用药或未做用药记录。

（6）屠宰前使用兽药。屠宰前使用兽药用来掩饰临床症状，逃避屠宰前检查。

（7）厩舍粪池中所含兽药。厩舍粪池中含有抗生素等药物的废水和排放的污水以及动物的排泄物中含有兽药，都将引起污染和再污染。

4．兽药残留的危害

兽药残留的危害类型	后果
毒性作用	急性中毒、慢性中毒、致癌、致畸、致突变
耐药性	动物体内耐药性菌株通过食品传递给人，给治疗带来困难
过敏反应	青霉素、四环素、磺胺类药物致敏威胁大，轻度过敏时出现皮疹，严重时可导致休克，甚至死亡
激素作用	潜在致癌、儿童性早熟等
污染环境影响生态	兽药排入环境后仍有活性，对土壤或水中的微生物造成影响

5．兽药残留的控制

（1）加强饲养管理，改变饲养观念。

（2）完善兽药残留监控体系。

（3）加大对动物性食品生产企业的监督管理。

（4）加强对饲料使用的监控。

三、食品添加剂的违规使用

食品安全小故事

小明跟妈妈到超市，妈妈买了瓶酱油。

小明看见配料表上面写着水、食用盐、非转基因黄豆、非转基因脱脂黄豆、食品添加剂（谷氨酸钠、5'-呈味核苷酸二钠、山梨酸钾）、小麦、小麦粉、白砂糖。他很惊讶地问妈妈："哇，这么多的添加剂，会不会出问题呀？"妈妈笑着说："你该好好认识一下添加剂了。"

根据《中华人民共和国食品安全法》第一百五十条的规定，"食品添加剂是指为改善食品品质和色、香、味以及为防腐、保鲜和加工工艺的需要而加入食品中的人工合成或者天然物质"。我国食品添加剂包括增稠剂、抗氧化剂、着色剂、防腐剂等二十三大类。食品科技越发达的地区，食品添加剂的消费量就越大。

近年来，我国食品工业发展迅猛，在食品生产过程中普遍使用食品添加剂，以改善食品的色、香、味。没有食品添加剂，我们只能生产数量有限、单调、保质期短的加工食品。但是，食品添加剂并非食品原料，若不当使用或者过量使用，则会适得其反，对人体健康带来危害。因此，食品添加剂的使用必须符合《食品安全国家标准　食品添加剂使用标准》（GB 2760－2014），加强食品添加剂的管理对于保证食品安全至关重要。

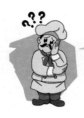

动动脑筋：

食品添加剂的使用是为了使食品更安全，可为何消费者越来越不信任它呢？

四、重金属污染

食品安全小故事

妈妈给爸爸打电话，让在镇上工作的爸爸下班回来时买些青菜回家。在一旁的小明就疑惑了，不远处的田地里就种有各种蔬菜，为什么还需要爸爸买回来呢？妈妈看出了小明的疑惑，说："田里的蔬菜我们都不吃。因为那块田地已经被旁边电池厂的废水污染了，这块田地种的蔬菜都不能吃了。"

食品中的重金属污染是指密度大于 $4.5g/cm^3$ 的金属，如金、银、铜、铅、镉、铬、砷和汞等进入食物链中引起的化学性危害。

1. 来源

```
                        ┌─────────────────────────────────────────┐
                        │ 自然环境                                  │
                        ├─────────────────────────────────────────┤
                        │ 加工使用的化学物质不纯，重金属超标         │
┌──────────────┐        ├─────────────────────────────────────────┤
│ 重金属来源    │────────┤ 废气、废水、废渣不合理排放，环境污染       │
└──────────────┘        ├─────────────────────────────────────────┤
                        │ 食品加工过程中使用金属器械、管道、容器等带入│
                        └─────────────────────────────────────────┘
```

2. 常见的重金属危害

铅的危害

铅是银灰色重金属元素，一旦进入人体将很难排除。它的主要来源包括罐头食品、饮水管道、空气沉积到谷物上的铅以及流入农田中的含铅污水等。铅中毒能直接伤害人的脑细胞，特别是胎儿的神经系统，可造成先天智力低下。

镉的危害

镉是毒性很大的一种重金属。它主要来源于冶金、冶炼、陶瓷、电镀工业及化学工业生产（如电池、塑料添加剂、食品防腐剂、杀虫剂、颜料）等排出的"三废"。人体摄入镉后，主要积淀在肾脏，引起泌尿系统的功能变化；取代骨中钙，使骨骼严重软化；引起胃脏功能失调，干扰人体和生物体内锌的酶系统，导致高血压症加重。

汞的危害

人体汞除职业接触外主要来自食物，特别是鱼贝类，水体中的汞可以通过特殊的食物链和富集作用在食物中浓集。汞及其化合物属于剧毒物质，可在人体内蓄积。汞进入人体后逐渐在脑组织中积累，达到一定的量时就会对脑组织造成损害。

砷的危害

砷在自然界分布很广，动植物机体中都含有微量的砷。食品中砷污染主要来源于土壤的自然本底、含砷农药、含砷废水。砷进入人体后，主要蓄积在皮肤、骨骼、肌肉、肝、肾、肺等器官。

3. 减少有毒重金属污染食品的主要措施

（1）加强农用化学物质的管理。禁止使用含有毒重金属的农药、化肥等化学物质，如含汞、含砷制剂。

（2）限值使用含砷、铅、锌等重金属的食品加工工具、管道、容器和包装材料，以及含有此类重金属的添加剂和各种原材料。

（3）减少环境污染。严格按照环境标准执行工业废气、废水、废渣的排放。

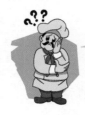

动动脑筋：
　　你能说说重金属污染引起的食品安全事件吗？

五、致癌物质

1. 苯并芘（BaP）

苯并芘是世界公认的致癌性最强的毒物之一。在焦煳食物中的苯并芘比普通食物增加10～20倍，经常食用熏、烤、炸方法制作的各种焦煳食品的人，比一般人更易患癌症。苯并芘除了通过食物加工不当产生，在环境中也广泛存在，且较稳定，是大气致癌物的代表。污染来源包括煤焦油、各类炭黑和煤、石油等燃烧产生的烟气，香烟烟雾，汽车尾气，以及焦化、炼油、沥青、塑料等工业污水。地面水中的BaP除了工业排污外，主要来自洗刷大气的雨水、储水槽及管道涂层淋溶。

2. 丙二醛（MDA）

丙二醛是一种致癌物。油炸食品时，当油重复使用三次以上后，丙二醛的含量将剧增为原来的10倍以上。

常见的物理性危害及预防措施

食品的物理性危害是指在食品中存在的非正常的具有潜在危害的外来异物，常见的有玻璃、铁钉、铁丝、铁针、石块等。当食品中有上述异物存在时，可能对消费者造成人体伤害如卡住咽喉或食道、划破人体组织和器官、损坏牙齿、堵住气管等。

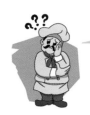

动动脑筋：

1. 你能说说物理性危害引起的食品安全事件吗？
2. 我们需要掌握有关物理性危害的哪些知识呢？

任务一 物理性危害与食品安全

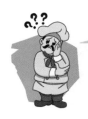

想一想：

引起食品安全问题的物理性危害有哪些呢？

非食源性物质也称为物理性危害物质，通常被描述为从外部来的物体或异物，包括在食品中非正常出现的能引起疾病或容易造成人身伤害的任何物理物质。另外还有头发、尘埃、油漆及其碎片、铁锈、机油、垃圾和纸等。可见几乎所有能想象到的东西都有可能被混入食品中导致物理性危害。

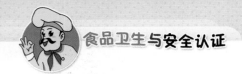
一、种类

种类	来源	影响
玻璃	瓶、罐、灯具、温度计、仪表	割伤、流血,需要外科手术查找并去除危害物
石头	原料、建筑材料	窒息、损伤牙齿
金属	原料、加工工具	割伤、窒息,需要外科手术查找并去除危害物
塑料	原料、包装材料、货盘、加工工具	窒息、割伤、感染,需要外科手术查找并去除危害物
骨头	原料、不恰当的加工过程	窒息、外伤
木屑	原料、货盘、盒子、建筑材料	割伤、感染、窒息,需要外科手术查找并去除危害物
绝缘体	建筑材料	窒息
昆虫	原料、工厂内	疾病、外伤、窒息

二、污染途径

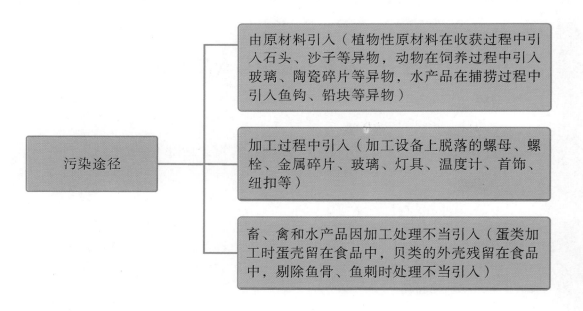

三、预防措施

食品中的物理性危害的控制主要通过预防或者利用金属探测器、磁铁吸附、过筛、目

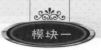

视等方法进行筛选排除。

（1）选择有质量保证的原料供应商，加强原料的进厂检验，对食品进行从种植或饲养到餐桌的全过程控制。

（2）坚持预防为主，保持生产环境及设备的卫生。

（3）加强加工设备的保养及维护。

（4）加强员工教育，提高安全生产卫生知识，制定相关规则制度。

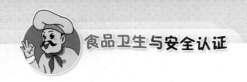
模块一自我测验题

一、选择题

1. 一个大肠杆菌消耗自身重量 2 000 倍的食物只需要 1 小时的时间，表明微生物具有下列哪个特点？（　　）

    A. 体积小、面积大

    B. 吸收多、转化快

    C. 生长旺、繁殖快

    D. 分布广、种类多

2. 有些细菌的芽孢，需加热煮沸 8 小时才被杀死，表明微生物具有下列哪个特点？（　　）

    A. 体积小、面积大　　　　　　　　　B. 吸收多、转化快

    C. 生长旺、繁殖快　　　　　　　　　D. 分布广、种类多

3. 人迹可到之处，微生物的分布必然很多，而人迹罕至的地方，也有大量的微生物存在，表明微生物具有下列哪个特点？（　　）

    A. 体积小、面积大　　　　　　　　　B. 吸收多、转化快

    C. 生长旺、繁殖快　　　　　　　　　D. 分布广、种类多

4. 细胞内有核膜和核仁，能进行有丝分裂，细胞之中存在线粒体和内质网等细胞器的微生物指的是哪一种微生物？（　　）

    A. 原核微生物　　　　B. 真核微生物　　　　C. 非细胞型微生物

5. 朊病毒属于哪一种微生物？（　　）

    A. 原核微生物　　　　B. 真核微生物　　　　C. 非细胞型微生物

6. 自然界中，哪种形态的细菌最多？（　　）

    A. 球菌　　　　　　　B. 杆菌　　　　　　　C. 螺旋菌

7. 下列属于细菌细胞的基本结构的是（　　）

    A. 芽孢　　　　　　　　　　　　　　B. 荚膜

    C. 细胞核　　　　　　　　　　　　　D. 细胞膜

8. 下列细菌性食物中毒属于感染型的是（　　）

    A. 沙门氏菌　　　　　B. 金黄色葡萄球菌　　C. 肉毒杆菌

9. 下列细菌性食物中毒属于感染毒素型的是（　　）

    A. 沙门氏菌　　　　　B. 李斯特菌　　　　　C. 肉毒杆菌

10. 反映食品卫生质量的指标菌是（　　）

    A. 沙门氏菌　　　　　　　　　　　　B. 李斯特菌

    C. 肉毒杆菌　　　　　　　　　　　　D. 大肠杆菌

11. 真菌的个体形态一般为（　　　）
　　A. 球状
　　B. 杆状
　　C. 螺旋状
　　D. 丝状

12. 真菌的营养方式为（　　　）
　　A. 自养型
　　B. 异养型

13. 真菌污染食品的方式主要是（　　　）
　　A. 感染型
　　B. 毒素型

14. 病毒的化学组成是（　　　）
　　A. 核酸和蛋白质
　　B. 蛋白质和脂类
　　C. 核酸和脂类
　　D. 蛋白质和糖类

15. 病毒的繁殖方式是（　　　）
　　A. 二分裂法
　　B. 孢子繁殖
　　C. 复制繁殖
　　D. 出芽繁殖

16. 甲型肝炎是由哪种微生物感染引起的？（　　　）
　　A. 寄生虫
　　B. 病毒
　　C. 细菌
　　D. 真菌

17. 以下不是天然毒素的是（　　　）
　　A. 河豚毒素
　　B. 氰苷
　　C. 抗生素
　　D. 棉酚

18. 以下哪种食品含有氰苷毒素？（　　　）
　　A. 蟾蜍
　　B. 油菜
　　C. 萝卜
　　D. 杏仁

19. 以下是农药污染食品的主要途径的是（多选）（　　　）
　　A. 使用农药后对作物或食品的直接污染
　　B. 空气、水、土壤的污染造成动植物体内含有农药残留而间接污染食品
　　C. 来自食物链和生物富集作用
　　D. 运输及贮存中食品、食品原料与农药混放

20. 在食品加工过程中，应防止受到外部引入下列哪种污染物的污染？（　　　）
　　A. 润滑剂、清洁剂、杀虫剂
　　B. 不卫生的包装材料
　　C. 化学药品的残留
　　D. 以上三项

21. 以下哪种食材含有秋水仙碱？（　　　）
　　A. 白果
　　B. 萝卜
　　C. 黄花菜
　　D. 柿子

22. 河豚的有毒部位是（　　　）
　　A. 眼睛
　　B. 卵巢
　　C. 鱼肉
　　D. 鱼头

23. 兽药进入动物体的途径是（多选）（　　　）

    A. 饲料添加剂　　　　　　　　　　B. 食品保鲜中引入药物

    C. 预防用药　　　　　　　　　　　D. 治疗用药

24. 以下哪种金属元素是人体必需的？（　　　）

    A. 镉　　　　　　B. 钠　　　　　　C. 铅　　　　　　D. 铜

二、判断题

1. 豆浆只要适当煮沸了就可以饮用。　　　　　　　　　　　　　　（　　　）

2. 白果有药用价值，可以大量食用。　　　　　　　　　　　　　　（　　　）

3. 食品中的镉主要来源于冶金、冶炼、陶瓷、电镀工业及化学工业生产等排出的
"三废"。　　　　　　　　　　　　　　　　　　　　　　　　　　　（　　　）

4. 加强农用化学物质的管理有利于减少有毒重金属的污染。　　　　（　　　）

5. 油炸食品的油重复使用，丙二醛含量会升高。　　　　　　　　　（　　　）

三、填空题

1. 常见的物理性危害有 _____、_____、_____、_____、_____、_____、
_____、_____ 等异物引入食品造成的危害。

2. 常见的物理性危害污染途径有 _____、_____、_____。

3. 物理性危害的预防措施有 _____、_____、_____、
_____ 等方法。

模块 二

食品质量安全管理体系

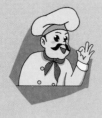

近年来，三聚氰胺奶粉、瘦肉精、塑化剂饮料、在食品中出现头发、牙签、创口贴等异物、食物中毒等食品安全问题层出不穷。解决这些食品安全问题，需要推行食品质量安全管理体系。

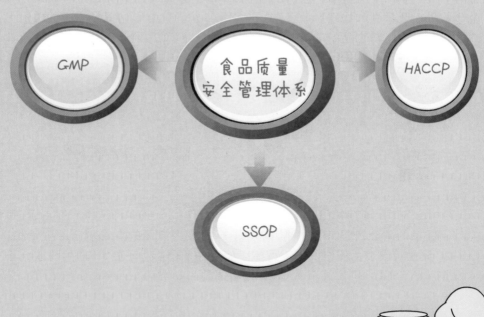

GMP

食品质量安全管理体系

HACCP

SSOP

动动脑筋：
　　现在食品企业、餐饮服务业都在运行哪些食品质量安全管理体系？

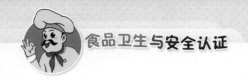

GMP

GMP 是 "Good Manufacturing Practices" 的缩写，即 "良好操作规范"。GMP 是一种包括 4M 管理要素的质量保证体系，即选用符合要求的原料（material），以符合标准的厂房设备（machine），由胜任的人员（man），按照既定的方法（method），生产出品质稳定和安全卫生的产品的一种质量保证体系。

SSOP

SSOP 是 "Sanitation Standard Operating Procedure" 的缩写，即 "卫生标准操作程序"。它是食品加工企业为了保证达到 GMP 所规定的要求，确保加工过程中消除不良的人为因素，使其加工的食品符合卫生要求而制定的指导食品生产加工过程中如何实施清洗、消毒和保持卫生的作业指导文件。

HACCP

HACCP 是 "Hazard Analysis and Critical Control Point" 的缩写，即 "危害分析与关键控制点"。它是一个预防性食品安全控制体系，通过对食品从原料到成品整个过程中潜在的生物性、化学性和物理性危害进行识别及评估，确立影响食品安全的关键点，并采取相应的控制措施，将食品的危险性降至最低限度，从而达到食品具有较高安全性的目的，避免单纯依靠成品检验进行控制的许多不足。

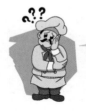

动动脑筋：
GMP、SSOP 与 HACCP 三者有联系吗？

GMP、SSOP 与 HACCP 三者的关系，可看作一个金字塔结构，即 GMP 是整个食品安全控制体系的基础，SSOP 是根据 GMP 中有关卫生方面的要求制定的卫生标准操作程序，HACCP 则是控制食品安全的关键程序。如果一个企业达不到 GMP 的要求或没有制定具有可操作性的 SSOP，则实施 HACCP 计划将成为一句空话。

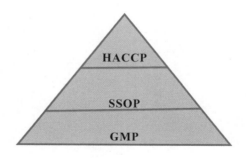

一、GMP 与 SSOP 的关系

> GMP 是国家以标准法规的形式规范的（GB 14881），具有强制性，如果食品企业达不到 GMP 规定的要求，加工的食品就不得上市销售。SSOP 是将 GMP 法规中有关卫生方面的要求具体化，使其转化为具有可操作性的作业指导性文件。

二、GMP 与 HACCP 的关系

> GMP 是一个全面质量保证系统，适用于所有相同类型产品的食品生产企业，涉及生产过程中各个环节的各个要求，如同一张预防各种食品安全危害的网，而 HACCP 则突出对生产过程中的关键控制点进行干预，如同其中的纲。

三、SSOP 与 HACCP 的关系

> HACCP 限于某一特定的加工步骤或关键控制点，如果某一特定的加工步骤的危害可以通过 SSOP 得到控制，则将这一危害的控制交给 SSOP，它可覆盖整个加工设施区域。

良好操作规范（GMP）

GMP 是 "Good Manufacturing Practices" 的缩写，即 "良好操作规范"。GMP 是一种包括 4M 管理要素的质量保证体系，即选用符合要求的原料（material），以符合标准的厂房设备（machine），由胜任的人员（man），按照既定的方法（method），生产出品质稳定和安全卫生的产品的一种质量保证体系。

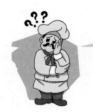

动动脑筋：
　　GMP 的起源、实施意义、基本要求和管理准则是什么呢？

任务一　GMP 的起源

GMP 于 1963 年诞生于美国，最初应用于医药生产管理领域。为满足人们对食品安全日益增长的期望，保证所食用的食品是安全和适宜的，避免由于食源性疾病、食源伤害和食品腐败给人们身体健康带来损害及造成经济损失，GMP 被逐步引入食品生产中，各国政府根据《国际食品卫生通则》，相继制定了相关的法律法规，以达到对食品卫生进行有效控制的目的。目前，已有 100 多个国家实行了 GMP 制度，我国现推行的是《食品安全国家标准　食品生产通用卫生规范》（GB 14881–2013）。

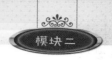

任务二　企业实施 GMP 的意义

一、确保食品安全，保障消费者权益

GMP 注重在生产过程中实施对食品安全的管理。它要求食品生产企业具有良好的生产设备、合理的生产过程、完善的质量管理和严格的检测系统，做到"查有据、行有迹、追有踪"，减少人为的失误，防止产品发生污染及品质变化，确保最终产品的质量符合法规的要求，保障消费者权益。

二、实施其他食品安全质量管理体系的前提条件

GMP 以标准形式颁布，具有强制性和可操作性。实施 GMP 可使企业依据 GMP 规定建立和完善自身科学化质量管理系统，规范了生产行为，为 ISO 9000 和 HACCP 的实施打下良好基础，推动食品工业质量管理体系向更高层次发展。

三、有利于食品进入国际市场

GMP 原则已被世界上许多国家认可并被采纳，食品企业实施 GMP，将会提高其在国际贸易中的竞争力。

任务三　GMP 的基本要求和管理准则

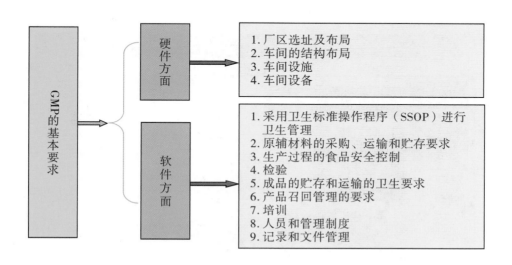

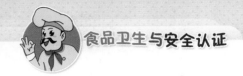
一、硬件方面的基本要求

（一）厂区选址及布局

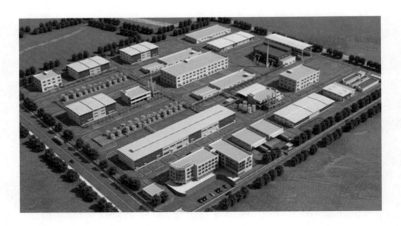

厂区要求四周无明显的污染区域，远离有粉尘、放射性和其他扩散性污染源、大量虫害滋生的区域。厂区内部需设置各功能区域并加以隔离，防止交叉污染，如绿化区与生产区域保持适当距离、生活区与生产区域分隔、检验室与生产区域分隔。

（二）车间的结构布局

车间面积和空间要与生产能力相匹配，以便设备安置、清洁消毒、物料储存及人员操作。如人均面积（设备除外）不小于 $1.5m^2$，顶面高度不低于 3m，蒸煮间顶面高度不低于 5m。车间的布局既要满足各生产环节相互衔接，又要便于加工卫生的控制，产品加工从不清洁环节向清洁区过渡，防止交叉和倒流。

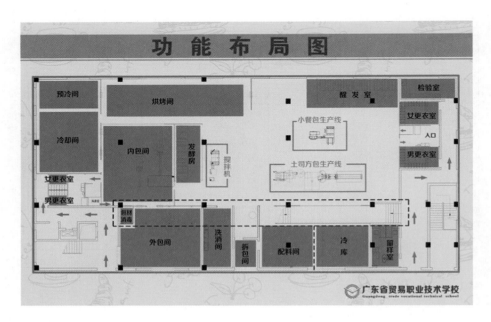

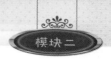

项目	要求
车间顶棚	1. 有水蒸气产生的作业区，顶棚要设置一定斜度，避免冷凝水垂直滴下 2. 蒸汽、水、电等管路应避免设置于暴露食品的上方
墙壁	墙面、隔断选用无毒、无味的防渗透材料，与地面的交界处设置成一定弧度，避免污垢积存；设置2m以上的墙裙（在四周的墙上距地一定高度全部用材料包住）
门、窗	1. 作业区之间的门要增加闭合器，使其能够及时关闭 2. 内窗台1m高，下斜45°，窗户玻璃选用不易碎的材质，或者在玻璃表面作防爆处理 3. 可开启的窗户应该装上防虫害窗纱
地面	地面设置1.5% ~2%的斜坡度

（三）车间设施

项目	要求
供水设施	提供充足水量，饮用水符合卫生标准（GB 5749–2006），饮用水与非饮用水（冷却水、污水、废水等）应有单独供水系统，并在管路系统上明确标示以便区分
排水设施	保证排水畅通、便于清洁维护。在入口安装带水封的地漏等装置，以防止固体废弃物进入及浊气逸出；防止逆流，导致排水从清洁程度低的区域流向清洁程度高的区域
清洁消毒设施	备有冷热水、清洁剂、消毒剂、干手设备，每10人设一水龙头。鞋靴池深15 ~20cm，内壁与墙体呈45°斜坡
废弃物存放设施	存放废弃物的设施和容器应分类摆放、标示清晰
个人卫生设施	1. 更衣室设置在生产车间入口处。工作服、个人服及其他物品分开放置 2. 换鞋设施或工作鞋消毒设施按需设置在生产车间入口处 3. 备有洗手、干手和消毒设施，选用的水龙头数量与食品加工人员数量相匹配，开关是自动式的，在洗手台临近位置标示简明易懂的洗手方法。根据清洁程度的要求，必要时应设置风淋室、淋浴室等设施 4. 卫生间不与加工作业区域直通，同时要设置洗手装置
通风设施	气流方向从清洁区流向非清洁区，并在进、排气口位置加装防止虫害的网罩设施。常见的通风方式有：自然通风、机械通风、空气净化
照明设施	光线充足，光泽和亮度满足生产需要，裸露照明设施需采取防爆措施
仓储设施	1. 能够满足生产产品的数量、贮存要求 2. 原料、成品、半成品、包材应依据性质不同分设贮存场所或分区摆入，并有明确标示，设有温、湿度控制 3. 贮存物品与墙壁、地面保持适当距离，以利于空气流通及物品搬运 4. 清洁剂、消毒剂、杀虫剂、润滑剂等物质分别安全包装，明确标示，与原料、半成品、成品分隔摆置

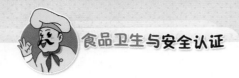

（四）车间设备

（1）配备与生产能力相匹配的生产设备，并按工艺流程有序排放。

（2）设备的安装不留空隙地固定在墙壁或地板上，或与地面和墙壁有足够的空间，以便清洁和维护。

（3）用于监测、控制、记录的监控设备，如压力表、温度计、时钟等，应定期校准、维护。

二、软件方面的基本要求

（一）采用卫生标准操作程序（SSOP）进行卫生管理

食品加工企业为了保证达到 GMP 所规定的要求，确保加工过程中消除不良的人为因素，使其加工的食品符合卫生要求，制定了指导食品生产加工过程中如何实施清洗、消毒和卫生保持的作业指导文件。在餐饮业中应用还可减少食物中毒事件发生。

（二）原辅材料（食品原料、食品添加剂和食品相关产品）的采购、运输和贮存要求

项目	要求
品质	符合国家有关要求，验收时首先检查供货者的食品生产许可证和产品合格证，然后对产品进行感官检验，必要时再进一步做理化、微生物检验
运输要求	避免日光直射，备有防雨防尘设施，根据食品原料的特点和卫生需要，必要时还应采取保温、冷藏、保鲜等基本措施
贮存要求	设专人管理，出货顺序应遵循先进先出的原则，及时清理变质及超过保质期的食品原料

（三）生产过程的食品安全控制

从生物性危害、化学性危害、物理性危害三个方面对食品生产过程进行安全控制。

项目	要求
生物污染的控制	根据原料、产品和工艺特点，针对生产设备和环境制定有效的清洁消毒制度并保证其有效执行，发现问题及时纠正并准确记录，降低微生物污染的风险
化学污染的控制	分析生产加工过程中可能存在的化学污染源和污染途径。如：生产设备上使用的润滑剂要达到食品级（可能直接或间接与食品接触），用于清洁消毒的清洁剂、消毒剂与食品添加剂等化学物品均分类贮存，领用时准确计量、做好使用记录
物理污染的控制	分析生产加工过程中可能存在的玻璃、金属、塑胶等异物污染，尤其在现场维修或者维护设备时要避免

（四）检验

通过自行检验或者委托具备资质的食品检验机构对原料和产品进行检验，建立食品出

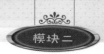

厂检验记录。自行检验应具备与所检验项目相适应的检验室和检验能力。

（1）具备与所检验项目匹配的仪器设备，有健全的检验制度。

（2）按国家标准、行业标准、地方标准、企业标准检验。

（3）检验用仪器设备应处于良好状态。

（4）检验人员具有检验资质。

（五）成品的贮存和运输的卫生要求

（1）成品在运输及贮存过程中应避免日光直射，备有防雨防尘设施，根据食品的特点和卫生需要，必要时还应采取保温、冷藏、保鲜等基本措施。

（2）贮存、运输和装卸食品的容器、工器具和设备应当安全、无害，保持清洁，降低食品受污染的风险。

（3）分库存放，入库验收；先进先出，合理堆放。

（六）产品召回管理的要求

当发现生产的食品不符合食品安全标准时应立即停止生产，并召回已上市销售的食品。对被召回的食品，需要进行无害化处理，防止其再次进入市场。对因标签、标识或者说明书不符合食品安全标准而被召回的食品，可重新正确标识。

（七）培训

对食品加工人员以及相关岗位的从业人员进行相应的法律法规和食品安全知识培训。定期审核和修订培训计划，评估培训效果，以确保培训计划的有效实施。

（八）人员和管理制度

（1）配备食品安全专业技术人员、管理人员。

（2）以国家食品安全标准为依据，根据生产实际情况，建立适合企业的食品安全管理制度。

（3）管理人员对食品安全的基本原则和操作规范较为熟悉。

（4）工作人员上岗前需要提供健康证。

（九）记录和文件管理

（1）从原料到成品的每一个环节都有详细的记录，并能进行有效追溯。

（2）保存记录不少于2年。

卫生标准操作程序（SSOP）

> SSOP 指导企业清洗、消毒，
> 保证加工过程的卫生。

SSOP 是卫生标准操作程序（Sanitation Standard Operating Procedure）的简称，有时又称为 SSOP 计划。它是食品加工企业为了保证达到 GMP 所规定的要求，确保加工过程中消除不良的人为因素，使其加工的食品符合卫生要求而制定的指导食品生产加工过程中如何实施清洗、消毒和卫生保持的作业指导文件，在餐饮业中应用可减少食物中毒事件发生。

职责

质量部：负责制定 SSOP 文件，监督执行各项规定并检测与验证。
生产部：负责执行 SSOP 的各项规定，自查执行效果。

要求

一、水和冰的安全
二、与食品接触的表面（包括设备、手套、工作服）的清洁度
三、防止发生交叉污染
四、手的清洗与消毒，卫生间设施的维护与卫生的保持
五、防止外来污染物造成的掺假
六、有毒化合物的正确标示、贮存和使用
七、雇员的健康状况及控制
八、昆虫与鼠类等有害动物的防治与灭除

一、水和冰的安全

任何食品的加工，首先都要保证水和冰的安全，水和冰的安全性是影响食品安全的关键因素。食品加工企业一个完整的 SSOP 计划，首先要保证与食品接触或与食品接触物表面接触的水和冰的来源与处理应符合有关规定，并要考虑非生产用水及污水处理交叉污染问题。

项目	要求
监控对象	食品加工配料（包括浸泡冷却的水）、制冰及蒸汽、设备清洁消毒
控制措施	1. 水质监控：水质要达到国家饮用水标准（GB 5749 – 2006） 2. 具备供水网络图，清晰标示管道编号 3. 污水排入城市污水处理系统
监测方法	1. 水质检测频率：官方机构检测至少 2 次/年；企业自身 pH 值和余氯检测至少 1 次/天、微生物检测至少 1 次/月 2. 水质检测取样方法：先进行容器及水龙头相应部位消毒并放水 5min 后取样。每次取样必须包括总的出水口，一年内做完所有的出水口
纠偏措施	1. 当检测结果出现异常时，停止使用水 2. 被污水污染的产品，必须予以隔离
记录	1. 水质检验报告 2. 生产用水检验记录

二、与食品接触的表面的清洁度

确保与食品直接接触的器具、设备、设施及其他接触物（手、手套、工作服、包材等）能及时充分地进行清洁和消毒，保持良好的卫生状况。

项目	要求
监控对象	1. 食品接触面的清洗和消毒 （1）直接接触面：加工设备，工器具，加工人员的手或手套、工作服等 （2）间接接触面：未经清洗消毒的冷库、卫生间的门把手、垃圾箱等 2. 使用的消毒剂类型和浓度
控制措施	1. 一般工器具每次用后用洗洁精清洁，清水冲干净 2. 加工机器食品接触面、传送带、操作台面：清水擦干净→喷洒70% ~75% 的酒精溶液消毒（每4 小时一次） 3. 工器具（托盘等）每班使用后清洗消毒：用洗洁精清洗，清水冲干净→100mg/kg 消毒液浸泡 10 分钟，清水冲洗→晾干 4. 手的清洗消毒：清水洗手→洗手液洗手→清水冲洗→50mg/kg 余氯消毒液浸泡 30 秒→清水洗手→干手 5. 工作服、手套清洗消毒：加洗衣粉清洗→用 100mg/kg 消毒液浸泡 15 分钟→清水洗→脱干水→晾干 6. 空气消毒：紫外线、臭氧

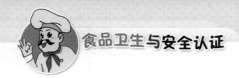

（续上表）

项目	要求
监测方法	1. 感官检查监控对象的卫生状况及清洁、消毒记录（组长每天检查并记录） 2. 检验员每天要检测一次消毒剂的浓度 3. 检验员每个月要检测一次接触面的微生物
纠偏措施	1. 检查时若发现消毒液分装容器中的消毒液浓度不足，要根据情况及时调整 2. 对清洗效果达不到要求的要重新进行清洗消毒
记录	《生产卫生检验记录表》 《消毒剂配制记录表》 《消毒水浓度检测记录表》

三、防止发生交叉污染

交叉污染是指通过生的食品、食品加工者或食品加工环境把生物或化学的污染物转移到食品的过程。

项目	要求
监控对象	1. 产品工艺流程控制 2. 加工过程中的交叉污染 3. 加工人员的卫生控制
控制措施	1. 明确人流、物流、水流、气流方向 人流：从高清洁区到低清洁区 物流：不造成交叉污染，可用时间、空间分隔 水流：从高清洁区到低清洁区 气流：入气控制、正压排气 2. 强化加工人员卫生操作习惯 3. 使用不同服装，避免不同岗位的操作人员串岗
监测方法	1. 在开工时、交班时、餐后续加工时进入生产车间检查 2. 每日检查产品贮存区域（如冷库）
纠偏措施	1. 如果发生交叉污染，应及时采取措施防止污染扩散。必要时停产，直到情况有改善 2. 如果发现加工人员不按规定洗手、消毒，应责令其返回洗手、消毒，并对其进行卫生教育 3. 如果产品与不洁物品相接触而造成污染，则必须对产品进行清洗消毒，证明合格后方可继续加工
记录	《每日卫生控制记录表》

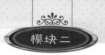

四、手的清洗与消毒，卫生间设施的维护与卫生的保持

保证员工能有效、充分地洗手、消毒，避免发生交叉污染。

项目	要求
监控对象	1. 操作员工手的清洗与消毒 2. 卫生间设施的维护与卫生的保持
控制措施	1. 在生产车间更衣室入口处均设置完善的洗手消毒设施：自动洗手器、洗涤液、消毒液、干手设施，以便所有人进入工作车间前都可以使用；在入口洗手消毒处设清晰标牌，明示洗手消毒程序 2. 卫生间设施的维护 （1）员工进入卫生间前要脱下工作服并换鞋 （2）任何时候都要保持清洁，除了工人每次使用后做适当的清洁处理外，清洁工还应每天进行至少两次的清洁维护 （3）保证所有卫生设施齐全存放，方便清洁，污水排放畅通，并有专人管理
监测方法	1. 每天至少检查一次手部清洗和消毒设施的状况是否良好 2. 每天安排卫生监控人员巡回监督 3. 化验室定期做表面样品检验 4. 每4小时检测一次消毒液的浓度
纠偏措施	1. 如果发现加工人员不按规定洗手、消毒，应责令其返回洗手、消毒，并对其进行卫生教育 2. 当发现卫生清洁不彻底时，应立即通知清洁工彻底清洁 3. 如果产品与不洁物品相接触而造成污染，则必须对产品进行清洗消毒，证明合格后方可继续加工
记录	《每日卫生控制记录表》

五、防止外来污染物造成的掺假

防止食品、食品包装材料和食品所有接触表面被微生物、化学品、物理性污染物污染。

项目	要求
监控对象	1. 有毒有害化合物污染：非食品级润滑油，允许使用的杀虫剂和灭鼠剂，不恰当使用的化学品、清洁剂、消毒剂 2. 冷凝水或死水的污染：飞溅的不清洁水、被污染的冷凝水 3. 其他：空气悬浮物，无保护的照明设施，地面污物，不卫生的包材，虫、鼠等的污染

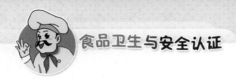
（续上表）

项目	要求
控制措施	1. 有毒有害化合物的严格控制： （1）所用润滑油全部采用食品级 （2）生产场所及仓库内禁止使用杀虫剂和灭鼠剂 （3）化学品、清洁剂和消毒剂要严格按不同区域使用浓度要求配制使用 2. 冷凝水或死水的污染控制： （1）生产场所要有良好的排风抽蒸汽处理设施，不致产生冷凝水 （2）生产场所要保持地面、水沟无积水，机器内无死水 3. 照明设施装防爆灯罩；生产用温度计一般应用金属温度计，不用玻璃温度计
监测方法	1. 工作开始即进行监测，生产过程中每4小时监测一次 2. 全天对卫生效果进行观察，及时发现并解决问题
纠偏措施	1. 丢弃没有标签的化学物品 2. 及时除去不卫生表面的凝结物 3. 发现有死水的区域要清扫地板，清除地面上的积水 4. 若在加工过程中不恰当使用了有毒化学物质，应对产生影响的产品进行评估，并加强对员工使用化学物品的培训，纠正不正确的操作
记录	《每日卫生控制记录表》

六、有毒化合物的正确标示、贮存和使用

项目	要求
监控对象	洗涤剂、消毒剂、杀虫剂、试验室用药品、食品添加剂
控制措施	1. 食品级化学品与非食品级化学品分开存放 2. 洗涤剂、消毒剂、杀虫剂分开存放 3. 一般化学品与剧毒化学品分开存放 4. 贮存区域应远离食品加工区 5. 化学品仓库应上锁，并有专人保管
监测方法	1. 专人负责（建立有毒化合物一览表） 2. 建全购买、验收、领用、配制和使用制度及记录 （1）原包装容器的标签应标明名称、生产厂名、厂址、生产日期、有效期、批准文号、使用说明、注意事项等 （2）工作容器标签应标明名称、浓度、使用说明、注意事项等 3. 建立化学品容器的回收、处理制度 4. 培训员工

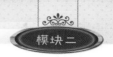

（续上表）

项目	要求
纠偏措施	1. 将存放不正确的有毒物转移到合适的地方 2. 对标签不全的化合物拒收或退还给供应商 3. 把不合适或已损坏的工作容器丢弃或销毁
记录	《有毒有害物品一览表》 《有毒有害物品使用记录表》

七、雇员的健康状况及控制

项目	要求
监控对象	1. 雇员的健康状况，雇员指可能直接接触食品的人员，如车间员工、检验人员、机修人员等 2. 员工个人的卫生控制
控制措施	1. 建立员工健康档案，并每年进行 1～2 次健康教育培训 2. 加强员工个人卫生控制 3. 对员工的健康要求 （1）新入厂员工必须有健康证 （2）凡患有痢疾、伤寒、病毒性肝炎等消化道传染病（包括病原携带者）、活动性肺结核、化脓性或渗出性皮肤病者，不得参加接触直接入口食品的工作 （3）凡患有严重感冒（如发热、经常掉泪、流鼻涕、严重咳嗽）及手部外伤者，应调离食品加工岗位，直至痊愈
监测方法	至少每年进行一次员工体检，并建立健康档案
纠偏措施	对有传染病、外伤（如刀伤、烫伤、冻疮等）以及其他可能对食品、食品接触面或包装材料造成污染的员工，都要立即调离生产岗位，直到恢复健康并经体检合格方可重新上岗
记录	《员工健康状况统计表》

八、昆虫与鼠类等有害动物的防治与灭除

害虫的灭除和控制包括加工厂（主要是生产区）全范围，甚至包括加工厂周围，重点是厕所、下脚料出口、垃圾箱周围、食堂、贮藏室等。这方面的控制需要选用第三方有资质的公司进行专门处理。

危害分析与关键控制点（HACCP）

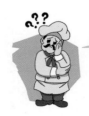

动动脑筋：
　　HACCP 的起源和原理是什么？给企业带来的好处有哪些？

任务一　HACCP 的起源和发展

　　HACCP 并不是新标准，它是 20 世纪 60 年代由皮尔斯堡公司联合美国国家航空航天局（NASA）和美国一家军方实验室共同制定的，标准制定的初衷是为太空作业的宇航员提供食品安全方面的保障。

　　随着全世界人们对食品安全卫生的日益关注，食品工业及其消费者已经成为企业申请 HACCP 体系认证的主要推动力。世界范围内食物中毒事件的显著增加激发了经济秩序和食品卫生意识的提高，在美国、英国、澳大利亚和加拿大等国家和地区，越来越多的法规和消费者要求将 HACCP 体系要求变为市场准入要求。一些组织，例如美国国家科学院、国家食品微生物标准咨询委员会，以及 WHO/FAO 营养法委员会，一致认为 HACCP 是保障食品安全最有效的管理体系。

　　HACCP 的发展历程：

　　1960 年——用于美国太空食品的生产与研究，提出危害分析与关键控制点。

　　1971 年——美国食品药品监督管理局开始研究 HACCP 体系在食品工业中的应用。

　　1973 年——美国食品药品监督管理局将 HACCP 体系应用于罐头食品生产的控制。

　　1992 年——美国国家食品微生物标准咨询委员会提出 HACCP 体系的七个基本原理。

　　1996 年——美国农业部颁布 HACCP 体系联邦法规。

　　1997 年——国际食品法典委员会（CAC）将 HACCP 体系应用于所有食品安全控制。

　　1998—2000 年——中国、加拿大等国家推动 HACCP 体系在本国食品工业中的应用。

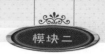

任务二　HACCP 的七个原理

　　HACCP 是对食品加工、运输以至销售整个过程中的各种危害进行分析和控制，从而保证食品达到安全水平的一个预防性食品安全控制体系。它是一种系统的、连续性的食品卫生预防和控制方法。HACCP 食品安全体系是以 HACCP 的七个原理为基础的。HACCP 理论在不断发展和完善。1999 年国际食品法典委员会在《食品卫生通则》附录《危害分析和关键控制点（HACCP）体系应用准则》中，将 HACCP 的七个原理确定为：

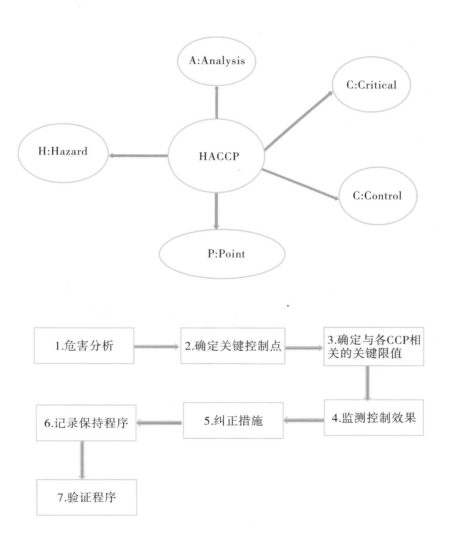

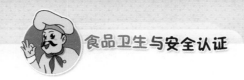

一、原理一：危害分析（Hazard Analysis, HA）

> （一）潜在危害与显著危害
> （二）确定危害的显著性
> （三）预防措施
> （四）危害分析工作单

（一）潜在危害与显著危害

潜在危害是指所有识别出来的危害，包括对健康有危害的生物、化学、物理污染物，因温度及湿度控制不当引起食品变质产生的毒素。生物因素主要有细菌、真菌、寄生虫等，化学因素主要有农药、金属、环境污染物、食品添加剂、食物本身所带的毒素，物理性危害主要是异物的引入。

显著危害是指在潜在危害中不加以控制极有可能导致食品中出现不可接受的危害，出现的概率高且影响严重的危害。

（二）确定危害的显著性

依据食品的各类安全卫生标准、科学研究报告、文献等资料，采用现场观测、采样检验方法，结合工艺特点、厂区设计等，对食品生产过程中可能引起食品安全问题的各种潜在的危害因素采用风险评估表来评估危害的严重性和可能性，制定危害分析工作单。

严重性	可能性				
	频繁	经常	偶尔	很少	不可能
灾难性	1	2	6	8	12
严重	3	4	7	11	15
中度	5	9	10	14	16
可忽略	13	17	18	19	20

注：表中蓝色表示风险极高，红色表示风险高，绿色表示中等程度，灰色表示风险低。

（三）预防措施

1. 生物性危害

通过冷冻贮存减缓病原体生长、热处理、置于酸性环境、加盐或防腐剂、干燥、降低水分活度防止交叉污染等方法预防生物性危害。

2. 化学性危害

主要是通过来源控制、生产过程中的控制来预防。

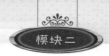

3. 物理性危害

主要包括物料来源检验（合格证、检验报告、原料生产环境等）、金属探测器消除生产过程中带来的物理性危害。

（四）危害分析工作单

工艺步骤	潜在危害	潜在的危害是显著的吗？（是/否）	判断依据	预防措施	这步是关键控制点吗？（是/否）
步骤1	生物性危害				
	化学性危害				
	物理性危害				
步骤2	生物性危害				
	化学性危害				
	物理性危害				
……					

二、原理二：确定关键控制点（Critical Control Point，CCP）

（一）关键控制点的定义
（二）运用判断树确定关键控制点

（一）关键控制点的定义

控制点是指能够控制生物、化学或者物理因素的任何加工点。关键控制点是指能够实施控制的一个加工点，在这个加工点能将识别的食品安全危害预防、消除或者降低到可接受水平。

关键控制点是加工工序中控制点中的一个特殊点，是能够有效地控制显著危害的那个加工点。CCP 或 HACCP 是由产品/加工过程的特异性决定的。如果出现工厂位置、配合、加工过程、仪器设备、配料供方、卫生控制和其他支持性计划以及用户改变等，CCP 也可能改变。

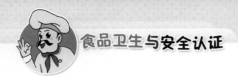

（二） 运用判断树确定关键控制点

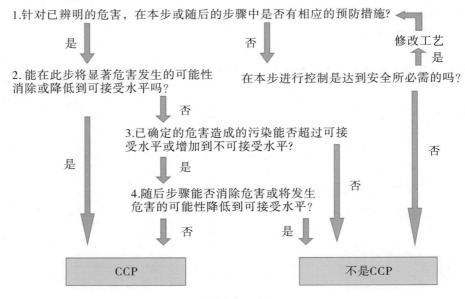

CCP 判断树

图片来源：http：//www.docin.com.

三、原理三：确定与各 CCP 相关的关键限值（CL）

> （一）关键限值与操作限值
> （二）HACCP 计划表（1）

（一） 关键限值与操作限值

关键限值是指与关键控制点有关的各种预防措施所必须满足的参数标准，它的制定依据通常来源于科学刊物、法规性指南、实验室研究结果等，具备合理、适宜、可操作性强的特点。关键限值如果过严，会出现即使没有发生影响食品安全的危害，也要求采取纠偏措施的情况；如果过松，又会导致不安全的产品到达消费者手中。

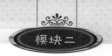

（二）HACCP 计划表（1）

关键控制点（CCP）	显著危害	关键限值	监控				纠偏行动	记录	验证
			监控对象	监控方法	频率	人员			

注：原理三对应 HACCP 计划表的显著危害和关键限值。

说明：

建立关键限值。对确定的每个 CCP 根据加工工艺和控制危害的预防措施的要求建立相应的关键限值（CL），以确保危害得到控制。

四、原理四：监测控制效果

（一）CCP 的监控程序
（二）HACCP 计划表（2）

（一）CCP 的监控程序

企业应制定监控程序并执行，以确定产品的性质或加工过程中的关键控制点是否受到有效监控。监控程序包含监控谁（W），怎样监控（H），监控的频率（F）和谁来监控（W）。

1. 监控谁

监控的对象通常是指关键限值的各指标的参数，如温度、时间、压力、浓度、酸度、原料的官方检验报告、供方的检验报告、原料产地等。

2. 怎样监控

监控方法要求能够快速提供检测结果，通常采用物理法、快速化学检测法等。

3. 监控的频率

监控的频率与监控对象紧密相关，如冷库温度、金属探测需要采用连续监控，而产品的中心温度控制、设备的运转速度则采用非连续监控。

4. 谁来监控

主要是由生产线上的工作人员、设备操作者、维修人员、食品卫生监督员、质量保证人员等来监控。

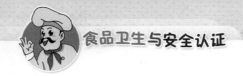

（二） HACCP 计划表（2）

关键控制点（CCP）	显著危害	关键限值	监控				纠偏行动	记录	验证
			监控对象	监控方法	频率	人员			

注：原理四对应 HACCP 计划表的监控。

说明：

建立监控程序。对企业生产加工过程中关键控制点进行监控的目的是跟踪加工操作，并识别可能偏离关键限值的趋势，及时发现 CCP 失控，提供加工控制的书面文件。监控程序包含对监控对象、方法、频率和人员的要求。

五、原理五：纠正措施（Corrective Actions）

纠正措施是当监控表明偏离关键限值或不符合关键限值时采取的程序或行动。当确立的关键控制点经监控认为有失控现象时，应采取纠正措施。如有可能，纠正措施一般应是在 HACCP 计划中提前决定的。因为所发生的偏离往往是不可预测的，所以预先设计的纠偏措施不一定能够满足要求，本原理更注重于一个完善的纠正程序。纠正措施一般包括两步：

第一步，纠正或消除导致偏离关键限值的原因，重新加工控制。

第二步，确定在偏离期间生产的产品，并决定如何处理。采取纠正措施包括产品的处理情况都应加以记录。

关键控制点（CCP）	显著危害	关键限值	监控				纠偏行动	记录	验证
			监控对象	监控方法	频率	人员			

注：原理五对应 HACCP 计划表的纠偏行动。

说明：

建立纠偏行动程序。当生产加工过程中的关键限值发生偏离时应采取预先确定的纠偏行动，并加以记录。

六、原理六：记录保持程序（Record-keeping Procedures）

企业在实行 HACCP 体系的全过程中，须有大量的技术文件和日常的监测记录，这些记录应是全面的，包括体系文件，HACCP 体系的记录，HACCP 小组的活动记录，HACCP

前提条件的执行、日常监控、检查和纠正记录。

关键控制点（CCP）	显著危害	关键限值	监控				纠偏行动	记录	验证
			监控对象	监控方法	频率	人员			

注：原理六对应 HACCP 计划表的记录。

说明：

建立记录保持系统。HACCP 管理体系实施的各个程序应形成文件，所有的文件、记录、表格均应按照规范严格编写并保存，包括关键控制点（CCP）监控记录、纠偏行动记录和验证活动记录。

七、原理七：验证程序（Verification Procedures）

"验证才足以置信"，验证程序是指除监控方法之外，用以确定 HACCP 体系是否按照 HACCP 计划运作或计划是否需要修改及其被确认生效所使用的方法、程序、检测及审核手段，包含 HACCP 方案的确认、关键控制点活动（监控设备、监控记录的复查）、系统的验证（内审、外审）。在 HACCP 计划执行之前需要首次确认，在原料发生改变、产品或加工形式发生改变、验证与预期结果相反，以及现场观察到结果时需要再次确认。

关键控制点（CCP）	显著危害	关键限值	监控				纠偏行动	记录	验证
			监控对象	监控方法	频率	人员			

注：原理七对应 HACCP 计划表的验证。

说明：

应对 HACCP 体系的运行情况进行不定期的验证，验证目的包括确认已确定的 HACCP 计划是否适合本工厂，HACCP 体系是否有效执行，HACCP 执行后是否减少了与产品有关的风险。将验证的方法和频率填写在"HACCP 计划表"第十栏。

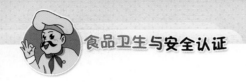

任务三 企业实施 HACCP 的意义

一、WTO 的需要

（1）与国际接轨，HACCP 认证是进入国际市场的通行证。

（2）对于出口企业，HACCP 通过认证后，可避免技术壁垒。

二、有利于卫生注册

HACCP 体系是目前国际上公认的最安全的食品卫生安全质量管理体系。HACCP 通过认证，即表明 GMP 也通过认证。对于一般食品企业，HACCP 通过认证后，进行食品生产许可证认证时，可免去部分材料的现场审核，办理卫生许可证变得更为容易；对于出口企业，HACCP 通过认证后，即可获得出口食品生产企业卫生注册登记。

三、提高企业形象

（1）企业可以向外界表明，已对食品安全进行有效的管理。

（2）增强客户对产品的信心，增进消费者满意度。

四、降低投资风险

（1）食品生产已日趋规模化，将食品危害控制在最安全的范围内，投资风险才能降低。

（2）因食品问题导致的投诉和索赔受到控制。

（3）避免发生重大危害事件造成损失。

五、节约管理成本

（1）把技术力量集中用于主要问题和切实可行的预防措施上，从而减少企业和监督机构的人力、物力和财力支出。

（2）HACCP 是预防性的食品安全控制体系，重在预防危害发生。通过拒用不合格原料、避免半成品因二次污染而浪费、不合格成品不包装等措施，能有效节约成本。

模块二自我测验题

一、填空题

1. GMP 英文全称是 _____。

2. 生产过程的食品安全控制包括从_____、_____、_____三个方面对食品生产过程进行食品安全控制。

3. GMP 最早诞生于_____（美国、英国、中国），最初应用于_____（医药、食品）生产管理。

4. 良好操作规范是一种包括 4M 管理要素的质量保证体系，即选用_____原料（material），_____厂房设备（machine），由_____人员（man），按照_____的方法（method），生产出品质稳定和安全卫生的产品的一种_____。

5. 从原料到成品的每一个环节都有详细的记录，并能进行有效追溯，记录的保存时间至少_____年。

6. 工作人员上岗前_____（需要、不需要）提供健康证。

7. 气流方向从_____流向_____，并在进、排气口位置加装_____网罩设施。

8. 常见的通风方式有：_____、_____、_____。

9. SSOP 英文全称是 _____。

10. SSOP 是食品加工企业为了保证达到 GMP 所规定的要求，确保加工过程中消除不良的人为因素，使其加工的食品符合卫生要求而制定的指导食品生产加工过程中如何_____、_____和_____的作业指导文件。

11. _____负责制定 SSOP 文件，监督执行各项规定并检测与验证。_____负责执行 SSOP 的各项规定，自查执行效果。

12. 任何食品的加工，首先都要保证_____的安全，它的安全性是影响食品安全的关键因素。

13. 水质要达到国家饮用水标准_____。

14. 水质检测频率：官方机构检测至少每年_____次；企业自身 pH 值和余氯检测至少每天_____次、微生物检测至少每月_____次。

15. 食品接触面包括_____接触面和_____接触面。直接接触面包括_____等，间接接触面包括_____等。

16. 有毒化合物需要正确标示、贮存和使用，食品级化学品与非食品级化学品_____存放。

17. 食品企业员工应至少每年进行_____次体检，并建立健康档案。

18. HACCP 的英文全称是_____，中文是_____。HA 指的是_____，CCP 指的是_____。

19. HACCP 体系建立的初衷是_____提供食品安全方面的保障。

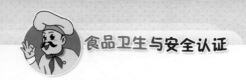
20. HACCP 是对_____、_____以至_____整个过程中的各种危害进行分析和控制，从而保证食品达到安全水平。

21. HACCP 包含七个原理，分别是_____、_____、_____、监测控制效果、_____、_____和验证程序。

22. CCP 或 HACCP 是由产品/加工过程的_____决定的。如果出现工厂位置、配合、加工过程、仪器设备、配料供方、卫生控制和其他支持性计划以及用户改变，_____可能改变。

23. 关键限值是指与_____有关的各种预防措施所必须满足的参数标准。

24. CCP 的监控程序包含_____（W），_____（H），_____（F）和_____（W）。

25. 当确立的关键控制点经监控认为有失控现象时，应_____。

二、简答题

1. 成品的贮存和运输有哪些卫生要求？

2. GMP 的基本要求和管理准则是什么？

3. 在生产中可以采用哪些方法防止交叉污染？

4. 企业在实行 HACCP 体系的全过程中，须有大量的技术文件和日常的监测记录，包括哪些记录？

5. 企业为何要实行 HACCP 食品卫生安全质量管理体系？

模块 三

食品质量安全市场准入制度

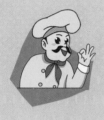

食品质量安全市场准入制度是一项行政许可制度，是为保证食品的质量安全，规定具备规定条件的生产者才允许进行生产经营活动，具备规定条件的食品才允许生产销售的制度。实行食品质量安全市场准入制度是一种政府行为。

食品质量安全市场准入标志即食品生产许可证标志，以"质量安全"的英文"Quality Safety"的缩写"QS"表示，2018年10月1日以后统一改用"SC"代替。

动动脑筋：
我们需要掌握有关食品质量安全市场准入制度的哪些知识呢？

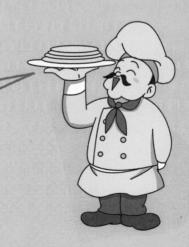

食品质量安全市场准入制度概述

> 食品质量安全市场准入制度主要包括三个方面的内容：
> 　　一、实施食品生产许可证制度，不具备保证产品质量必备条件的加工企业不得从事食品生产加工。
> 　　二、对出厂产品实施强制检验，不合格不得出厂销售。
> 　　三、检验合格的产品加贴市场准入标志。

一、食品生产许可证制度

对食品生产加工企业实行生产许可证管理。实行生产许可证管理是指对食品生产加工企业的环境条件、生产设备、加工工艺过程、原材料把关、执行产品标准、人员资质、储运条件、检测能力、质量管理制度和包装要求等条件进行审查，并对其产品进行抽样检验，对符合条件且产品经全部项目检验合格的企业，颁发食品质量安全生产许可证，允许其从事食品生产加工。

二、强制检验

对企业生产的出厂产品实施强制检验。未经检验或检验不合格的食品不准出厂销售。对于不具备自检条件的生产企业强制实行委托检验。

对食品出厂实行强制检验，其具体要求有两个：

第一，取得食品质量安全生产许可证并经质量技术监督部门核准，具有产品出厂检验能力的企业，可以自行检验其出厂的食品。实行自行检验的企业，应当定期将样品送到指定的法定检验机构进行检验。

第二，已经取得食品质量安全生产许可证，但不具备产品出厂检验能力的企业，按照就近就便的原则，委托指定的法定检验机构进行食品出厂检验。承担食品检验工作的检验机构，必须具备法定资格和条件，并经省级以上（含省级）质量技术监督部门审查核准。承担食品检验工作的检验机构名录由国家质检总局统一公布。

三、市场准入标志制度

2018 年 10 月 1 日起，食品包装或者标识上无须再加印（贴）QS 标志，仅需印上食品生产许可证编号即可。该编号由 SC（"sheng chan"的缩写）和 14 位阿拉伯数字组成。数字从左至右依次为：3 位食品类别编码（其中首位为 1 时，说明该产品是食品类；首位为 2 时，说明该产品是食品添加剂类，后 2 位是区分企业最主要生产的食品类型）、2 位省（自治区、直辖市）代码（区分生产企业所在省）、2 位市（地）代码（区分生产企业所在市）、2 位县（区）代码（区分生产企业所在区、县）、4 位顺序码（区分生产企业所在省市县行政区域内申报该食品小类别的次序）、1 位校验码。

教你看懂"SC"编码：
例如：SC　106　44　06　05　0028　4
1——食品类别编码：食品
06——食品类别编码：企业最主要生产的食品类型（饮料）
44——省代码：广东省
06——市代码：佛山市
05——区代码：南海区
0028——顺序码
4——校验码

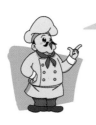

拓展阅读：
根据《中华人民共和国工业产品生产许可证管理条例》，企业生产以前是"一品一证"，现在是"一企一证"，即以前一家企业生产几种食品就得持有几张食品生产许可证书，现在仅使用一张生产许可证书，证书编号中的食品类别为企业最主要生产的食品类型。

四、食品质量安全市场准入制度食品分类

（1）粮食加工品：小麦粉、大米、挂面、其他粮食加工品（谷物加工品、谷物碾磨加工品、谷物粉类制成品）。

（2）食用油、油脂及其制品：食用植物油、食用油脂制品、食用动物油脂。

（3）调味品：酱油、食醋、味精、鸡精调味料、酱类、调味料产品（液体、半固态、固态、食用调味油）。

（4）肉制品：肉制品（腌腊肉制品、酱卤肉制品、熏烧烤肉制品、熏煮香肠火腿制品、发酵肉制品）。

（5）乳制品：乳制品［液体乳（巴氏杀菌乳、高温杀菌乳、灭菌乳、酸乳）、乳粉（全脂乳粉、脱脂乳粉、全脂加糖乳粉、调味乳粉、特殊配方乳粉、牛初乳粉）、其他乳制品（炼乳、奶油、干酪、固态成型产品）］、婴幼儿配方乳粉（湿法工艺、干法工艺）。

（6）饮料：饮料［瓶（桶）装饮用水类（饮用天然矿泉水、饮用纯净水、其他饮用水）、碳酸饮料（汽水）类、茶饮料类、果汁及蔬菜汁类、蛋白饮料类、固体饮料类、其他饮料类］。

（7）方便食品：方便食品（方便面、其他方便食品）。

（8）饼干：饼干。

（9）罐头：罐头（畜禽水产罐头、果蔬罐头、其他罐头）。

（10）冷冻饮品：冷冻饮品（冰淇淋、雪糕、雪泥、冰棍、食用冰、甜味冰）。

（11）速冻食品：速冻食品［速冻面米食品（生制品、熟制品）、速冻其他食品（速冻肉制品、速冻果蔬制品、速冻其他类制品）］。

（12）薯类和膨化食品：膨化食品、薯类食品。

（13）糖果制品（含巧克力及制品）：糖果制品（糖果、巧克力及巧克力制品）、果冻。

（14）茶叶及相关制品：茶叶、含茶制品和代用茶。

（15）酒类：白酒、葡萄酒及果酒、啤酒、黄酒、其他酒。

（16）蔬菜制品：酱腌菜、蔬菜干制品（自然干制蔬菜、热风干燥蔬菜、冷冻干燥蔬菜、蔬菜脆片、蔬菜粉及制品）、食用菌制品（干制食用菌、腌渍食用菌）、其他蔬菜制品。

（17）水果制品：蜜饯、水果制品（水果干制品、果酱）。

（18）炒货食品及坚果制品：炒货食品及坚果制品（烘炒类、油炸类、其他类）。

（19）蛋制品：蛋制品（再制蛋类、干蛋类、冰蛋类、其他类）。

（20）可可及焙烤咖啡产品：可可制品、焙炒咖啡。

（21）食糖：糖（白砂糖、绵白糖、赤砂糖、冰糖、方糖、冰片糖等）。

（22）水产制品：水产加工品［干制水产品、盐渍水产品、鱼糜制品（即食类、非即食类）］、其他水产加工品（水产调味品、水生动物油脂及制品、风味鱼制品、生食水产品、水产深加工品）。

（23）淀粉及淀粉制品：淀粉及淀粉制品、淀粉糖（葡萄糖、饴糖、麦芽糖、异构化糖等）。

（24）糕点食品：糕点（烘烤类糕点、油炸类糕点、蒸煮类糕点、熟粉类糕点、月饼）。

（25）豆制品：豆制品（发酵性豆制品、非发酵性豆制品、其他豆制品）。

（26）蜂产品：蜂产品［蜂蜜、蜂王浆（含蜂王浆冻干品）、蜂花粉、蜂产品制品］。

（27）特殊膳食食品：婴幼儿及其他配方谷粉（婴幼儿配方谷粉、其他配方谷粉）。

（28）其他食品。

食品质量安全市场准入制度的规定和要求

根据《加强食品质量安全监督管理工作实施意见》的有关规定，食品生产加工企业要获得《食品生产许可证》，还必须保证产品质量。必备条件包括 10 个方面的要求，即环境要求、生产设备要求、加工要求、原材料要求、产品标准要求、人员要求、储运要求、检验要求、质量管理要求、包装要求。

一、环境要求

食品生产加工企业周围不得有有害气体、放射性物质和扩散性污染源，不得有昆虫大量滋生的潜在场所；生产车间、库房等各项设施应根据生产工艺卫生要求和原材料储存等特点，设置相应的防鼠、防蚊蝇及防昆虫侵入、隐藏和滋生的有效措施，避免危及食品质量安全。

二、生产设备要求

食品生产加工企业必须具备保证产品质量的生产设备、工艺装备和相关辅助设备，具有与保证产品质量相适应的原料处理、加工、贮存等厂房或者场所。生产不同的产品，需要的生产设备不同，例如小麦粉生产企业应具备筛选清理设备、比重去石机、磁选设备、磨粉机、清粉机，以及其他必要的辅助设备，并设有原料和成品库房；对大米的生产加工则必须具备筛选清理设备、风选设备、磁选设备、砻谷机、碾米机、注筛等设备。虽然不同的产品需要的生产设备有所不同，但企业必须具备保证产品质量的生产设备、工艺装备等基本条件。

三、加工要求

加工工艺和生产过程是影响食品质量安全的重要环节，工艺流程控制不当会对食品质量安全造成重大影响。如 2001 年吉林市发生的学生豆奶中毒事件，就是因为生产企业擅自改变工艺参数，将杀菌温度由 82℃ 降低到 60℃，这样做不仅不能起到灭菌的作用，反而促进细菌生长，直接造成微生物指标超标，致使大批学生食物中毒。

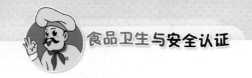

四、原材料要求

食品生产加工企业生产的不同食品使用的原材料、添加剂等有所不同，但均应无毒、无害，符合相应的强制性国家标准、行业标准及有关规定。如制作食品用水必须符合国家规定的城乡生活饮用水卫生标准，使用的添加剂、洗涤剂、消毒剂必须符合国家有关法律、法规的规定和标准的要求。食品生产企业不得使用过期、失效、变质、污秽不洁或者非食用的原材料生产加工食品。例如生产大米不能使用已发霉变质的稻谷为原材料。又如在食用植物油的生产中，严禁使用混有非食用植物的油料和油脂为原材料。

五、产品标准要求

食品质量必须符合相应的强制性标准以及企业明示采用的标准和各项质量要求。需要特别指出的是，对于强制性国家标准，企业必须执行，企业采用的企业标准不允许低于强制性国家标准的要求，且应在质量技术管理部门进行备案，否则，该企业标准无效。具体的产品其执行的标准有所不同，如生产小麦粉要符合 GB 1355－2005《小麦粉》的要求，小麦粉中使用的添加剂及添加量必须符合 GB 2760－2014《食品添加剂使用卫生标准》的要求，生产大米则要符合 GB 1354－2009《大米》的要求。

六、人员要求

在食品生产加工企业中，因各类人员工作岗位不同，所负责任不同，对其基本要求也有所不同。对于企业法定代表人和主要管理人员，要求其必须了解与食品质量安全相关的法律知识，明确应负的责任和义务；对于企业的生产技术人员，要求其必须具有与食品生产相适应的专业技术知识；对于生产操作人员，要求上岗前经过技术（技能）培训，并持证上岗；对于质量检验人员，要求其必须参加培训，经考核合格取得规定的资格，能够胜任岗位工作。从事食品生产加工的人员，特别是生产操作人员必须身体健康，无传染性疾病，保持良好的个人卫生。

七、储运要求

企业应采取必要措施以保证产品在其贮存、运输的过程中质量不发生劣变。食品生产加工企业生产的成品必须存放在专用成品库房内。用于贮存、运输和装卸食品的容器包装、工具、设备必须无毒、无害，符合有关卫生要求，保持清洁，防止食品污染。在运输时不得将成品与污染物同车运输。

八、检验要求

食品生产加工企业应当具有与所生产产品相适应的质量检验和计量检测手段，如生产酱油的企业应具备酱油标准中规定的检验项目的检验能力。对于不具备出厂检验能力的企业，必须委托符合法定资格的检验机构进行产品出厂检验。企业的计量器具、检验和检测

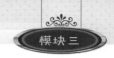

仪器属于强制检定范围的，必须经计量部门检定合格并在有效期内方可使用。

九、质量管理要求

食品生产加工企业应当建立健全产品质量管理制度，在质量管理制度中明确规定对质量有影响的部门、人员的职责和权限以及相互关系，规定检验部门、检验人员能独立行使的职权。在企业制定的产品质量管理制度中应有相应的考核办法，并严格实施。企业应实施从原材料进厂的进货验收到产品出厂的检验把关的全过程质量管理，严格实施岗位质量规范、质量责任以及相应的考核办法，不符合要求的原材料不准使用，不合格的产品严禁出厂，实行质量否决制。

十、包装要求

产品的包装是指在运输、贮存、销售等流通过程中，为保护产品，方便运输，促进销售，按一定技术方法而采用的容器、材料及辅助物包装的总称。不同的产品其包装要求也不尽相同，例如食用植物油的包装容器，要求用无毒、耐油的材料制成。用于食品包装的材料如布袋、纸箱、玻璃容器、塑料制品等，必须清洁、无毒、无害，符合国家法律法规的规定，并符合相应的强制性标准要求。

食品质量安全市场准入制度的申办程序

为规范食品、食品添加剂生产许可活动，加强食品生产监督管理，保障食品安全，在中华人民共和国境内从事食品生产活动，应当依法取得食品生产许可。食品生产许可实行一企一证原则，即同一个食品生产者从事食品生产活动，只需取得一个食品生产许可证。由县级以上地方食品药品监督管理部门负责本行政区域内的食品生产许可管理工作。具体的申办程序包括申请、审查与决定、许可证管理。

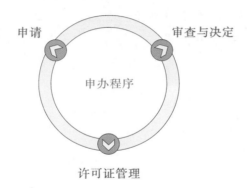

一、申请

从事食品生产加工的企业（含个体经营者），应按照《食品生产许可管理办法》规定的程序及要求，依据食品的类别，向申请人所在地县级以上地方食品药品监督管理部门申请食品生产许可。

二、审查与决定

县级以上地方食品药品监督管理部门依据《食品生产许可审查通则》对申请人进行材料审核和现场审核，提交的申请材料进行审查后，如需组织现场审核的，需要组织符合要求的2人以上的核查组在10个工作日内完成现场审查，现场审查范围主要包括生产场所、设备设施、设备布局和工艺流程、人员管理、管理制度及其执行情况，以及按规定需要查验的试制产品检验合格报告。试制产品检验合格报告可以由申请人自行检验，或者委托有资质的食品检验机构出具。

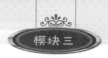

在受理申请之日起 20 个工作日内作出是否准予行政许可的决定，并且在作出决定之日起 10 个工作日内向申请人颁发食品生产许可证。

三、许可证管理

食品生产许可证分为正本、副本。正本、副本具有同等法律效力。食品生产许可证应当载明：生产者名称、社会信用代码（个体生产者为身份证号码）、法定代表人（负责人）、住所、生产地址、食品类别、许可证编号、有效期、日常监督管理机构、日常监督管理人员、投诉举报电话、发证机关、签发人、发证日期和二维码。如下图所示：

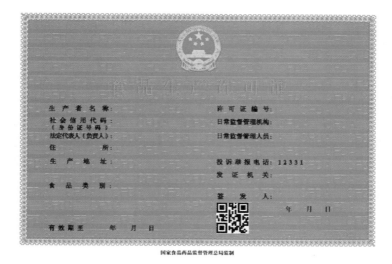

（正本）

（副本）

食品质量安全市场准入制度的意义

实行食品质量安全市场准入制度的意义体现在两个方面：

一、消费者

实行食品质量安全市场准入制度是提高食品质量、保证消费者安全健康的需要。食品是一种特殊商品，它直接关系到每一个消费者的身体健康和生命安全。在人民群众生活水平不断提高的同时，食品质量安全问题也日益突出。食品生产工艺水平较低，产品抽样合格率不高，假冒伪劣产品屡禁不止，因食品质量安全问题造成的中毒及伤亡事故屡有发生，已经影响到人民群众的安全和健康，也引起了党中央、国务院的高度重视。为从食品生产加工的源头上确保食品质量安全，必须制定一套符合社会主义市场经济要求、运行有效、与国际通行做法一致的食品质量安全监管制度。

二、生产者

食品质量安全市场准入制度是保证食品生产加工企业的基本条件，强化食品生产法制管理的需要。我国食品工业的生产技术水平总体上同国际先进水平还有较大差距。许多食品生产加工企业规模极小，加工设备简陋，环境条件很差，技术力量薄弱，质量意识淡薄，难以保证食品的质量安全。2001年，国家质检总局对全国米、面、油、酱油、醋五类产品的生产加工企业进行了专项调查，结果显示，半数以上的生产企业不具备产品检验能力。很多企业产品出厂不检验，管理混乱，不按标准组织生产。企业是保证和提高产品质量的主体，为保证食品的质量安全，必须加强食品生产加工环节的监督管理，从企业的生产条件上把住市场准入关。

实行食品质量安全市场准入制度是适应改革开放、创造良好经济运行环境的需要。在我国食品生产加工和流通领域，降低标准、偷工减料、以次充好、以假乱真等违法活动比较猖獗。为规范市场经济秩序，维护公平竞争，适应加入WTO以后我国社会经济进一步开放的形势，保护消费者的合法权益，也必须实行食品质量安全市场准入制度，采取审查生产条件、强制检验、加贴标识等措施，对此类违法活动实施有效的监督管理。

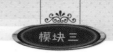

模块三自我测验题

案例题

1. 审查员在审查某面包生产加工企业时发现，该厂的化验室没有无菌室或超净工作台。化验员解释说："我们就在常规实验室做微生物检验。"试说明该企业的做法是否合格，如不合格，理由是什么？

2. 审查员在某饼干厂审查时，询问烤制工序的操作人员如何实施饼干烤制过程质量控制，操作人员回答："我们高薪聘请了一位有 30 多年经验的老师傅负责饼干烤制工作，他有一套成功的经验，完全能控制好质量。"试从质量管理角度分析该饼干厂的做法是否合格，并说明理由。

第二篇　食品质量安全管理体系在食品企业和餐饮服务业的应用

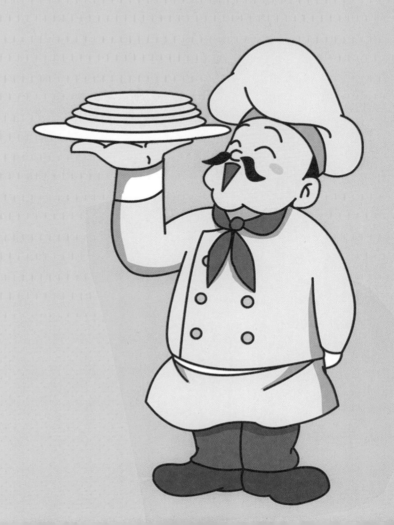

模块 四

食品质量安全管理体系HACCP
在食品企业的应用

　　在我国，由于食用不卫生的食品而造成的食品安全事件屡见不鲜，因此，从食品生产、加工、贮存、运输、经营等各个环节保证食品的安全，将生物性危害、化学性危害、物理性危害造成的食品安全风险降到最低水平，是每个食品加工企业必须做的事。

　　HACCP是世界公认的现时有效的食品质量安全管理体系，不同的加工企业有不同的HACCP体系，本模块重在通过案例展示HACCP体系的建立和应用。

食品质量安全管理体系 HACCP 的建立流程

　　HACCP 有别于传统的质量控制方法，它是一种预防性的食品安全控制体系。即对原料、各生产工序中影响产品安全的各种因素进行分析，确定加工过程中的关键步骤，建立监控程序，采取有效的纠正措施将危害预防、消除或降低到可接受水平，以确保食品加工者能为消费者提供更安全的食品。

　　HACCP 体系认证是指企业委托有资格的认证机构对本企业所建立和实施的 HACCP 管理体系进行认证的活动。

　　HACCP 体系认证的审核方是获得国家认证认可监督管理委员会批准的并按有关规定取得国家认可机构资格的 HACCP 认证机构。

　　从事该认证工作的人员应是具有食品相关专业学历，有食品工艺方面的实践经验，接受过 HACCP 培训并在认证人员注册机构注册的专业评审人员。

　　HACCP 体系认证所取得的证书由认证机构颁发。官方验证与 HACCP 体系认证都由国家认证认可监督管理委员会负责统一监督管理和协调。

　　建立 HACCP 计划的一般步骤：

步骤	内容	说明
一	建立 HACCP 计划的支持性程序	HACCP 不是一个独立的程序，它必须建立在牢固地遵守现行的良好操作规范（GMP）和卫生标准操作程序（SSOP）基础之上
二	建立 HACCP 小组	由不同专业的人员组成，包括生产管理、质量控制、设备维修、化验、生产操作等人员，还要配备一名经过培训的人员担任小组的组长
三	产品描述	完整描述产品的名称、包装、销售、贮存方法、预期用途、产品使用方法、成分、预期消费者
四	建立工艺流程图和车间平面图	包括所有原（辅）料的接收、加工直到贮存步骤，覆盖加工过程的所有步骤
五	建立危害分析工作表	确定潜在危害；分析潜在的危害是否为显著危害；说明判断显著危害的依据；制定显著危害的预防措施
六	建立加工工艺中的 HACCP 计划表	确定关键控制点；建立关键限值；建立监控程序；建立纠偏程序；建立验证程序；建立记录保持程序

面包加工厂运行的 HACCP 体系

一、HACCP 计划的实施前提

HACCP 计划只有得到公司负责人的支持，才能有效地实施。因此，在 HACCP 计划制订后和实施之前应由企业最高决策者发布实施指令。

例：厂长颁布令

为使我公司质量管理与国际接轨，确保食品质量安全，现公布从××××年××月××日开始实施 HACCP 计划。

厂长：

××××年××月××日

二、HACCP 小组成员及其主要职责

HACCP 小组由企业的管理人员、生产技术人员、食品安全控制人员、销售人员、设备维修人员及有关专家组成。

职务	厂内职务	负责项目
组长	经理	1. 确保 HACCP 计划的实施及改进工作 2. 组织 HACCP 小组全面开展食品安全管理工作 3. 负责与外部专家、机构就 HACCP 体系有关事项进行联系
成员	副经理	负责 HACCP 计划的设计及具体实施
	质量部长	质量管理。负责 HACCP 计划的实施，各指标的检验，计量设备的校准、维护等
	生产部长	质量管理。负责 HACCP 计划的现场实施
	采购部长	质量管理。负责 HACCP 原料采购环节的控制
	技术人员	负责工艺的确认和验证，制定各关键控制点的关键限值数据
	车间班长	负责 CCP 的监控
	营销部长	负责 HACCP 计划的实施和验证

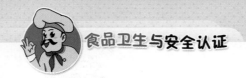
三、产品描述（以吐司面包为例）

产品名称	吐司面包
原料	面粉、酵母、白砂糖、奶油、鸡蛋、奶粉、添加剂
加工方式	以面粉、酵母、水为主要原料，加入适量辅料，经搅拌面团、发酵、整型、醒发、烘烤、冷却工艺制成松软多孔的食品
产品感官要求（依据 GB/T 20981－2007）	形态：完整、丰满，无黑泡或明显焦斑，形状应与品种造型相符 表面色泽：金黄色，色泽均匀 组织：细腻，有弹性，气孔均匀，纹理清晰，呈海绵状，切片后不断裂 滋味与口感：具有发酵和烘烤后的面包香味，松软适口，无异味 杂质：无正常视力可见的外来异物
产品特性	理化指标： 酸价（以脂肪酸计）（KOH）/（mg/g）≤5 酸度/（°T）≤6 过氧化值（以脂肪酸计）/（g/100g）≤0.25 水分/（%）≤45 比容/（ml/g）≤7.0 总砷（以 As 计）/（mg/kg）≤0.5 铅（Pb）/（mg/kg）≤0.5 黄曲霉毒素 B_1/（μg/kg）≤5 微生物指标： 菌落总数/（cfu/g）≤1 500（热加工）　≤10 000（冷加工） 大肠菌群/（MPN/100g）≤30（热加工）　≤300（冷加工） 霉菌计数/（cfu/g）≤100（热加工）　≤150（冷加工） 致病菌（沙门氏菌、志贺氏菌、金黄色葡萄球菌）不得检出
包装类型	塑料袋或塑料盒包装
贮存条件	常温、干燥、通风环境，有冷藏要求的须冷藏，不得与有毒、有害、有异味等可能对产品产生不良影响的物品同库贮存
运输	严格控制运输温度，避免雨淋、日晒，搬运时小心轻放，不得同有毒、有害、有异味等可能对产品产生不良影响的物品混装运输
标签	标明生产日期、净含量、保质期、生产厂商、生产地址、SC 编号、卫生许可证、执行标准、加工方式、联系方式等，符合 GB 7718－2011《预包装食品标签通则》要求
保质期	1～5 天
销售方式	专柜、门店销售，团购
销售要求	在常温条件下销售，有冷藏要求的须放冷藏柜；避免阳光直射
食用方法	打开包装后直接食用
用途	销售对象无特殊限制，适用于广大消费群

四、工艺流程图及工艺描述（以吐司面包为例）

1. 吐司面包生产工艺流程图

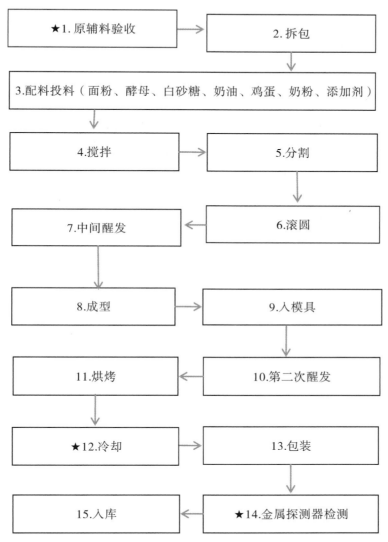

注：标★者为关键控制点。

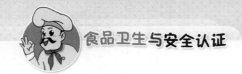

2. 吐司面包生产工艺描述

工艺步骤	工艺描述
步骤1：原辅料验收	严格按照在国家标准基础上制定的企业内控标准对原辅料进行验收
步骤2：拆包	拆除外包装、内包装
步骤3：配料投料（面粉、酵母、白砂糖、奶油、鸡蛋、奶粉、添加剂）	严格按照配方称料
步骤4：搅拌	先慢速搅拌均匀，后中速搅拌至面筋扩展
步骤5：分割	每个按300g切割
步骤6：滚圆	将切割后的面团滚圆
步骤7：中间醒发	醒发温度：32℃；醒发时间：90min；相对湿度：85%
步骤8：成型	成型
步骤9：入模具	烤模刷熔化奶油
步骤10：第二次醒发	醒发温度：32℃；醒发时间：90min；相对湿度：85%
步骤11：烘烤	上火：170；下火：210；时间：35～40min
步骤12：冷却	产品须在中心温度冷却至32℃～38℃时才可包装 冷却室条件：温度22℃～26℃，相对湿度75%，空气环境菌落总数≤30cfu/g
步骤13：包装	按照相应包装要求进行包装；专用塑料袋在包材消毒间经紫外灯消毒30min以上
步骤14：金属探测器检测	产品应用金属探测器进行检测，发现问题立即解决。大包装品在称重前、小包装品可在封口后过金属探测器
步骤15：入库	入库

五、面包加工工艺中的危害分析表

工艺步骤	潜在危害	潜在的食品安全危害是显著的吗？（是/否）	判断依据	预防措施	这步是关键控制点吗？（是/否）
原辅料验收	生物：微生物污染、寄生虫	是	营养丰富，储存过程易被微生物污染	1. 选择合格的供应商 2. 有合格的检验报告 3. 从正规渠道采购 4. 拒收来自污染源的原料	是
	化学：农药、重金属	是	种植不当、环境污染、原料腐烂、运输方法不当		
	物理：杂质（泥沙、石头、玻璃、金属、树叶、草等），昆虫、蟑螂、老鼠屎等异物	否	原料在采摘、运输、存储过程中混有杂质		
搅拌	生物：杂菌污染	是	1. 拌和池消毒不彻底 2. 拌和人员带入，器具不卫生	1. 检测水质，使用符合 GB 5749－2006《生活饮用水卫生标准》的水 2. 拌和池定期消毒 3. 拌和人员严格消毒，穿戴工作衣、帽、口罩、手套，有伤口人员应调离岗位 4. 器具清洁卫生	否
	化学：清洁剂残留	是	清洁设备可能引入		
	物理：无				
发酵	生物：细菌、大肠菌群、致病菌、昆虫、鼠害	是	1. 发酵车间空气中存在杂菌 2. 发酵车间有昆虫、老鼠活动 3. 发酵缸消毒不彻底 4. 发酵温度、湿度宜造成杂菌生长	1. 发酵车间定期消毒，地面保持清洁干爽 2. 严格虫害控制管理 3. 发酵缸彻底消毒 4. 防止冷凝水回流污染	否
	化学：无				
	物理：无				

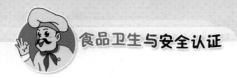

（续上表）

工艺步骤	潜在危害	潜在的食品安全危害是显著的吗？（是/否）	判断依据	预防措施	这步是关键控制点吗？（是/否）
烘烤	生物：无				
	化学：高温产生致癌化学物、油垢	是	烘烤温度高	严格控制烘烤温度	否
	物理：炉膛落入异物	否	炉膛洁净度	SSOP 控制	否
冷却	生物：致病菌、霉菌	是	环境洁净度、温度，冷却温度不够引起产品贮存过程微生物繁殖	SSOP 控制	是
	化学：无				
	物理：无				
包装	生物：大肠菌群、致病菌、寄生虫	是	1. 封口不严，包装过程的微生物二次污染 2. 操作人员带菌、有伤口	SSOP 控制	否
	化学：无				
	物理：无				

六、面包加工工艺中的 HACCP 计划表

CCP	显著危害	关键限值	监控				纠偏措施	记录	验证
			对象	方法	频率	执行者			
原辅料验收（CCP1）	致病菌；重金属、农药残留；石子、沙子等异物	原料严格按照相应的国家标准验收	1. 供货商营业执照 2. 生产许可证 3. 出厂检验报告 4. 型式检验报告	检查索证	每批	品控采购	拒绝不合格的原料；更换供应商	原料验收记录；供方评价表	每批原料入厂检验原始记录，每年送质检部门检测重金属、农残检验报告

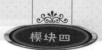

（续上表）

CCP	显著危害	关键限值	监控				纠偏措施	记录	验证
			对象	方法	频率	执行者			
冷却（CCP2）	微生物污染	产品冷却至 32℃ ~ 38℃	产品温度；冷却时间；冷却间温度	温度计、时钟	连续观测	生产班长	延长放置时间	成品冷却记录	每批原料
		空气环境菌落总数 ≤30cfu/g	空气菌落值	微生物检验	每周一次	品控	停止生产，再清洁。增加该批次样品菌落总数指标测定数量	检验记录	

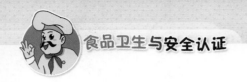

模块四自我测验题

一、判断题

1. HACCP 是一个独立的体系。（　　　）

2. 从事 HACCP 体系认证工作的人员直接自学就可，不需要经过专业培训。（　　　）

3. 生产工艺的每一个步骤都要按关键控制点控制。（　　　）

4. HACCP 不需要获得公司领导的支持。（　　　）

二、填空题

1. 建立 HACCP 计划的一般步骤是＿＿＿＿＿＿＿＿＿、＿＿＿＿＿

＿＿＿＿＿＿、＿＿＿＿＿＿＿＿＿＿＿、＿＿＿＿＿＿＿＿＿、

＿＿＿＿＿＿、＿＿＿＿＿＿＿＿＿。

2. HACCP 小组由＿＿＿＿＿＿＿＿＿、＿＿＿＿＿＿＿＿＿、＿＿＿＿＿＿＿＿＿、

＿＿＿＿＿＿＿＿＿、＿＿＿＿＿＿＿＿＿＿＿及＿＿＿＿＿＿＿＿＿等组成。

三、问答题

什么叫 HACCP 体系？

模块 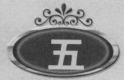 五

食品质量安全管理体系
在餐饮服务业的应用

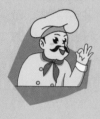

　　俗话说：民以食为天，食以安为先。食品的数量和质量都
关系到人的生存和身体健康。经过多年的发展，我国餐饮业的
食品供给格局发生了根本性的变化：品种丰富，数量充足，供给
有余。然而，在满足食品数量需求的同时，质量却存在着严重不
足。食品安全是一个重要性日益提高的公共卫生问题。全世界
的政府都在致力于改善食品安全。

动动脑筋：
　　我们需要掌握食品质量安全管
理体系在餐饮服务业中应用的哪些
知识呢？

我国餐饮业食品安全概况

一、食品安全的内涵

"食品安全"的概念由联合国粮农组织在1974年提出，从广义上讲主要包括三个方面的内容：一是从数量角度，要求国家能够提供给公众足够的食物，满足社会稳定的基本需要；二是从卫生安全角度，要求食品对人体健康不造成任何伤害，并能提供充足的营养；三是从发展角度，要求食品的获得要注重生态环境的良好保护和资源利用的可持续性。而我国食品安全法规定的"食品安全"是一个狭义概念，指食品无毒、无害，符合应当有的营养要求，对人体健康不造成任何急性、亚急性或者慢性伤害。

二、我国餐饮业食品安全现状

1. 病原体（微生物）污染问题

生态破坏和环境污染、食品生产模式及饮食方式的改变、食品流通的日益广泛、新的病原体的不断出现、细菌耐药性的产生等，使食品，尤其是动物性食品，被病原体及其毒素污染的可能性越来越大。

2. 企业违法生产、加工食品现象不容忽视

一方面，少数不法分子违法使用食品添加剂和非食品原料生产加工食品，掺假制假，影响恶劣；另一方面，我国现有食品行业整体素质仍处于较低水平，卫生保障能力差的手工及家庭加工方式在食品加工中占相当大的比例。

3. 食品流通环节经营秩序不规范

一是为数众多的食品经营企业小而乱，溯源管理难，分级包装水平低，甚至违法使用不合格包装物；二是有些企业在食品收购、储藏和运输过程中，过量使用防腐剂、保鲜剂；三是部分经营者销售假冒伪劣食品、变质食品。

4. 食品安全研究发现的新问题

随着食品安全科技的发展，传统加工工艺生产的食品也不断被发现具有安全隐患，如油炸淀粉类食品的丙烯酰胺、油条中的铝超标等安全性问题。

5. 食品安全标准体系滞后

我国的食品安全标准，无论与食品安全形势的实际需求，还是与国际食品安全基本标准相比，都有较大差距。

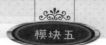

6. 食品安全保障队伍素质有待提高

食品生产、经营与管理机构中懂得食品安全专业知识的技术人员极其匮乏，食品生产部门、各类农贸市场、食品市场的管理机构中既懂宏观管理又懂专业知识，能为消费者把好食品安全卫生关的技术人员也极其匮乏。

原料采购过程中的安全控制

【案例引入】

2016 年 6 月某日，某时装公司陆续有 27 名在公司食堂就餐的职工出现腹泻、腹痛症状，有关部门从该食堂所用的食用油中检测出桐油，认为该起事件是由于桐油污染食用油所引起，而继续调查时发现，采购人员在采购食用油时，因索证资料不全，无从追查源头和追溯责任。

餐饮食品原料的安全是保证整个餐饮食品安全性最关键的环节，因为它处在整个餐饮食品加工过程的最前端，同时餐饮食品原料种类繁多、物料特性各异、采购验收标准不同，而且从种植、养殖过程就有可能引入一些相应的潜在危害。因此在原料采购环节我们必须依靠一定的制度，采用一定的方法，才能有效地保证餐饮食品原料的安全，从而为保证最终的食品安全奠定良好的基础。

任务一　原料采购验收制度

行家话你知：

我们在进行原料采购时，一般首先会采用感官检验或者采用一定的经验进行判断，但是单单凭借这些手段往往很难准确判断一些潜在的危害，尤其是一些化学性危害造成的污染很难分辨确定。所以必须建立起一套完整的采购验收制度，这样才能保障食品原料的安全性，从而避免存在的潜在危害，最终保证所提供的食品的安全性。下面就将我们在原料采购时所应遵循的验收制度和具体的验收方法介绍给大家。

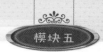

一、选择合法经营且信誉良好的供应商

供应商的选择

1.选择合法经营且信誉良好的供应商

（1）生产经营许可证和食品质量认证
（2）生产及运输设备、生产运输贮存环境、食品安全监测和食品膳食营养结构指标
（3）价格、交货提前期和完成订单履行率
（4）供应商的资金实力和管理水平等

2.了解你所采购食品的最初来源

加工产品应由供应商提供产品生产单位的食品生产许可证，食用农产品也应要求提供具体的产地

3.不定期到实地检查你的供应商

抽取你准备采购的原料送到实验室进行检验，实地检查的重点可以包括食品库房、运输车辆、管理体系等，对生产单位还可以进行生产现场检查

4.对于大量使用的食品原料，需要有备选供应商

当一家供应商因各种情况停止供货时，能够及时从其他供应商处采购到符合要求的原料，而不会发生原料断货或者质量失控的情况

二、遵守原料采购索票制度

索证是法律的要求。按照法律法规的要求，提供有关的证件和证明是供应商的义务，索取有关的证件和证明是食品经营者的责任。同时，索证也是采购者维护自身利益的手段，一旦有情况发生，可以凭借所取得的有关材料协助执法人员追溯责任，同时依法追偿可能造成的经济损失。

（一）索取购物凭证

为便于溯源，采购时应索取并保留发票、采购清单等凭证备查。购物凭证应当包括供货方名称、产品名称、产品数量、进货或购买日期等。购物凭证样式见下表。

购物凭证

产品名称	规格	数量	生产批号（日期）	价格

购买单位：　　　　经手人：　　　　单位名称（盖章）

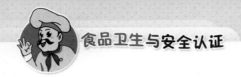

（二）查验有关证明

采购食品原料前应该查验以下有关证明：

（1）从固定供货商、供货基地采购的，应当查验、索取并留存这些单位的资质证明，如工商营业执照、食品生产许可证、食品流通许可证。

（2）从食品生产单位、批发市场采购的，应当查验、索取并留存产品合格证明，如加工产品的食品检验合格证或报告单、畜禽肉类（不含加工后的肉制品）的兽医卫生检验检疫合格证或报告单等。

（3）从超市、农贸市场、个体经营商户等非批量采购的，应当在查验其合法经营资质的同时，索取并留存采购清单等购物凭证。

（4）购置、使用集中消毒企业供应餐饮具的应当查验其经营资质，索取消毒合格凭证。

（5）索证注意事项：

①许可证照的经营范围应包含所采购的食品（原料）。

②检验（检疫）合格证明、发票（收据、供货单）上的产品名称、厂家、品种、数量、日期等信息应与所采购的食品一致。

③建立索证档案，妥善保存索取的各种证明（票据）。

④实行统一配送经营方式的，可以由企业总部统一查验供货者的许可证和产品合格的证明文件等，建立食品进货查验记录，企业各门店应当建立总部统一配送单据台账。

三、开展质量验收

验收是把握原料质量的关键环节。因为一部分的食品质量问题可以通过感官来进行鉴别，一旦发现问题可以拒收，从而减少安全隐患。验收主要包括以下内容：

1. 运输车辆

车厢是否清洁；是否存在可能导致交叉污染的情形；应低温保存的食品，是否采用冷藏车或保温车运输。

2. 相关证明

除工商营业执照、食品生产经营许可证外的其他证明，都应在验收时要求供应商提供，并做到物证相符。

3. 温度

产品标注保存温度条件的，应与产品标签上的温度条件一致。

4. 标签

检查预包装食品的标签是否标注以下重点内容：

（1）名称、成分或者配料表。

（2）生产者的名称、地址、联系方式。

（3）生产日期和保质期。

（4）食用或使用方法。

（5）生产许可证编号。

四、不采购《食品安全法》禁止采购的食品

不采购《食品安全法》第三十四条规定禁止生产经营的食品和违反《食品安全法》第九十一条规定的食品以及违反《食品安全法》第九十七条规定的进口预包装食品。

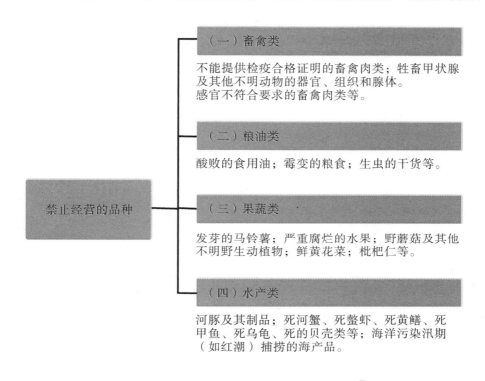

禁止经营的品种

（一）畜禽类

不能提供检疫合格证明的畜禽肉类；牲畜甲状腺及其他不明动物的器官、组织和腺体。
感官不符合要求的畜禽肉类等。

（二）粮油类

酸败的食用油；霉变的粮食；生虫的干货等。

（三）果蔬类

发芽的马铃薯；严重腐烂的水果；野蘑菇及其他不明野生动植物；鲜黄花菜；枇杷仁等。

（四）水产类

河豚及其制品；死河蟹、死螯虾、死黄鳝、死甲鱼、死乌龟、死的贝壳类等；海洋污染汛期（如红潮）捕捞的海产品。

禁止采购的原料

餐饮采购部应该严格按照国家规定的产品质量标准进行采购，禁止采购有毒、有害食品和无证经营的食品等。

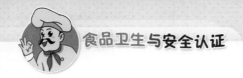

五、做好相关记录

（1）做好进货台账。为保证产品的溯源性，餐饮服务企业应当建立食品、食品原料、食品添加剂和食品相关产品的采购记录制度，如实记录产品名称、规格、进货数量、生产批号、保质期、供货商名称及联系方式、进货日期等内容，或者保留载有上述信息的进货票据。采购记录样式见下表。

采购记录表

采购日期	食品名称（含品牌）	产品规格	进货数量	产品批号	保质期限	供货商	供货商联系方式	是否有索证				验收人
								许可证	营业执照	检验证明	购物凭证	

餐饮服务提供者应当按照产品品种、进货时间先后次序有序整理采购记录及相关资料。记录、票据的保存期限不得少于2年。

（2）以用定购。采购食品应遵循使用多少采购多少的原则，以保证食品新鲜和卫生质量。

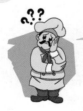

想一想：
在采购原料过程中可能存在的潜在危害能否在以后的加工过程中消除？请举例说明。

高手贴士：

为了保证我们最终加工出来的食品的安全性，必须首先保证所选择的原料是安全的，不要总以为这些安全隐患可以在后期加工过程中消除，事实上有些潜在危害是不能通过这种方法消除的，比如一些化学性的潜在危害。只有部分生物性的危害可以通过后期的加工过程消除。所以我们还是应该严格遵循原料采购验收制度，保证原料的安全性。

任务二　各类原料的采购验收

一、原料采购验收的意义和方法

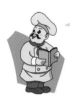

读一读：

餐饮原料的好坏与人类的健康甚至生命安全有着密切的关系，而在加工前对原料的品质进行鉴别，可以正确地选择原料，发挥原料的特点，提供风味基础等。所以我们在采购时一定要对各种原料进行检验验收。

我们在进行原料验收时可采用感官鉴定、理化鉴定、微生物鉴定等方法。

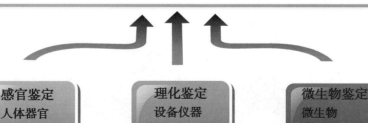

感官鉴定
人体器官
速度快
准确度低

理化鉴定
设备仪器
速度较慢
准确度高

微生物鉴定
微生物
速度很慢
准确度高

感官鉴定

凭借人体自身的感觉器官，对食品的质量状况作出评价，通过用眼睛看、鼻子嗅、耳朵听、口品尝和手触摸等方式，对食品的色、香、味、形进行综合性的鉴别和评价

鉴定方法

理化鉴定

理化鉴定是对食品及化学性污染物进行定性和定量鉴定，借助分析仪器、试剂对物理、化学指标进行分析检验，与国家标准比较。国家标准对餐饮行业原辅料以及餐具重点检测项目包括蛋白质含量、食品添加剂、重金属、黄曲霉等

微生物鉴定

微生物鉴定是在实验室条件下对食品中微生物进行培养观察、分类计数等检验。评价食品卫生质量的细菌学指标包括：细菌菌相、菌落总数、大肠菌群

行家话你知：

除了以上鉴定方法外，目前食品监管部门在对餐饮经营单位进行日常现场监督时多应用快速检测的方法。快速检测的反应原理与实验室理化检测、微生物检测的原理基本相同，但反应的载体和介质不同。其优点是能在短时间内测出数据，缺点是由于简化操作程序，只能作为定性或半定量检测，结果并不准确，因此只能在食品安全现场监督时作快速筛查依据，不能作为执法依据。但快速检测的结果可以给原料采购提供一定参考，可作为企业内部监管手段之一。

二、各类常用原料的感官检测

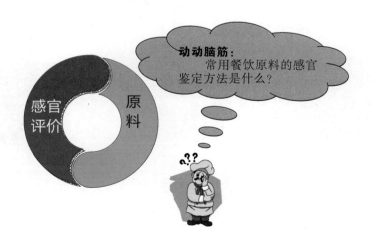

动动脑筋：
常用餐饮原料的感官鉴定方法是什么？

感官评价 原料

感官鉴定：凭借人体自身的感觉器官，对食品的质量状况作出客观的评价，也就是通过用眼睛看、鼻子嗅、耳朵听、口品尝和手触摸等方式，对食品的色、香、味、形进行综合性的鉴别和评价。

1. 大米的感官鉴别

项目	良质大米	劣质大米
色泽	呈清白色或精白色，具有光泽，呈半透明状	色泽差，表面呈绿色、黄色、灰褐色、黑色等
外观	大小均匀，坚实饱满，粒面光滑、完整，很少有碎米，无虫，不含杂质	有结块、发霉现象，表面可见霉菌丝，组织疏松
气味	具有正常的香味，无其他异味	有霉变气味、酸臭味、腐败味及其他异味

2. 肉制品的感官鉴别

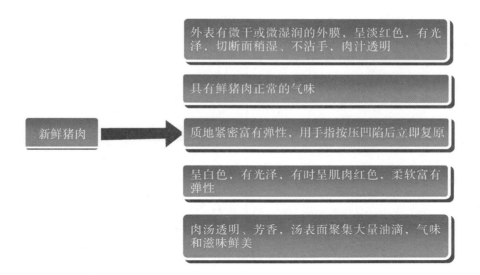

新鲜猪肉 →
- 外表有微干或微湿润的外膜，呈淡红色，有光泽，切断面稍湿、不沾手、肉汁透明
- 具有鲜猪肉正常的气味
- 质地紧密富有弹性，用手指按压凹陷后立即复原
- 呈白色，有光泽，有时呈肌肉红色，柔软富有弹性
- 肉汤透明、芳香，汤表面聚集大量油滴，气味和滋味鲜美

变质猪肉 ➜ 表面外膜极度干燥或沾手，呈灰色或淡绿色，发黏并有霉变现象，切断面也呈暗灰色或淡绿色

不论在肉的表面还是深层均有腐败气味

组织失去原有的弹性，用手指按压的凹陷不能恢复，有时会将肉刺穿

表面污秽、有黏液，常霉变呈淡绿色，脂肪组织很软，具有油脂酸败气味

肉汤极浑浊，汤内漂浮絮状的烂肉片，表面几乎无油滴，具有浓厚的油脂酸败或腐败臭味

3. 鱼类的感官鉴别

眼
新鲜的鱼眼，眼球饱满、凸出，角膜透明，眼睛发黑、清亮；不新鲜的鱼，其眼睛翻白、眼球凹陷、角膜混浊

鳃
新鲜鱼的鳃颜色鲜红、清晰，黏液清洁透明，没有异味；不新鲜的鱼，其鳃的颜色灰白，黏液污秽

嘴
新鲜鱼嘴紧闭，口内清洁无异物；不新鲜的鱼嘴松开，口内有黏液

鱼体
新鲜的鱼体表有光泽，有一层清洁透明的黏液，鳞片不易脱落；不新鲜的鱼体表光泽差，黏液污秽，鳞片易脱落

4. 禽类的感官鉴别方法

主要从眼球、色泽、气味、黏度、弹性和煮沸后的肉汤五个方面来鉴别，与新鲜畜肉的鉴别大致类似。

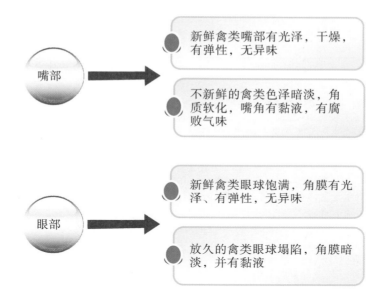

嘴部　→　新鲜禽类嘴部有光泽，干燥，有弹性，无异味

不新鲜的禽类色泽暗淡，角质软化，嘴角有黏液，有腐败气味

眼部　→　新鲜禽类眼球饱满，角膜有光泽、有弹性，无异味

放久的禽类眼球塌陷，角膜暗淡，并有黏液

5. 蔬菜的感官鉴别

	新鲜蔬菜	劣质蔬菜
叶菜类	色鲜艳，无黄叶；无腐烂，无虫斑	色暗无光泽，色黄枯；有腐烂叶，有虫斑
瓜茄类	色泽光亮；外形完整无破裂；无发酸，无发馊	颜色暗紫或黑褐；外形破裂；发酸，发馊
根茎类	鲜嫩；外形完整不发芽；无霉斑变质	干枯；发芽；霉烂变质

6. 豆腐的感官鉴别

	良质豆腐	劣质豆腐
色泽	呈均匀的乳白色或淡黄色，稍有色泽	呈深灰色、深黄色或者红褐色
组织状态	块形完整，软硬适度，有一定的弹性，质地细嫩，结构均匀，无杂质	块形不完整，组织结构粗糙而松散，易碎，无弹性，有杂质；表面发黏，用水冲洗后仍然黏手
气味	具有豆腐特有香味	有豆腥味、馊味等不良气味或其他气味

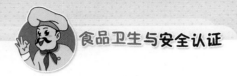

7. 蛋类的感官鉴别

	新鲜蛋	劣质蛋
色泽	蛋壳上有一层白霜，色泽鲜明，但不光亮	蛋壳白霜不明显或消失，蛋壳色泽较暗，或异常光亮
光照	灯光透视时可见气室高度在 10 毫米以内，略见蛋黄阴影或完全不见	气室高于 10 毫米，蛋黄阴影清楚
气味	鼻嗅时无异味	鼻嗅时有轻度霉味或腐败臭味等不良气味
震摇	蛋与蛋相互碰击时声音清脆，手握摇动时无流动感和响水声	手摇动时内容物有流动感，还能听到轻微的响水声

8. 罐头的感官鉴别

	良质罐头	劣质罐头
外观	罐体整洁、无损，罐盖向内凹进	罐体可见胖听、突角、凹瘪或锈蚀等，罐盖略向外凸出
敲击	敲击所听到的声音清脆	敲击时发出空、闷声响和破锣声
指按	手指按压罐盖，无胖听现象	手指按压罐盖，感觉有胖听

餐饮原料贮存中的安全控制

我们购买原料以后，有些不能立刻使用，需要经过一段时间的贮存。而原料的新鲜程度决定了成品的品质，因此贮存过程中一定要保证餐饮原料的新鲜度，不能腐败变质，这是很重要的一个环节。

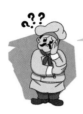

想一想：

糯米鸡也容易引起食物感染，这是怎么回事呢？

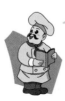

读一读：

2009 年 7 月，某市的一所中学发生了一起细菌性食物中毒事件，近百名学生出现中毒症状。经调查发现，该校食堂当天早餐供应的糯米鸡在头一天下午购进并在常温下放置过夜，经检验在糯米鸡中查出致病性大肠杆菌，证实常温下的糯米鸡受细菌污染且细菌大量繁殖是导致这次食物中毒的原因。

食品变质因素十分复杂，贮存不当是导致食品腐败变质的重要因素之一。餐饮企业所使用的食品原料在贮存的过程中容易引起变质。对于家庭、酒店、企业等而言，科学、妥善、安全地保存各种餐饮原料尤为重要。尤其是生鲜原料，若是不能妥善储存，就很容易导致最终加工出来的食物腐败变质，构成一定的食品安全隐患。所以，科学、合理地贮存餐饮原料是餐饮行业食品安全的重要内容。

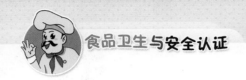

任务一　餐饮原料贮存的腐败变质与控制

餐饮原料腐败变质，是指在贮存的过程中食品成分和感官性质发生了各种劣性变化，如禽肉类腐臭、油脂酸败、水果蔬菜腐烂和粮食霉变等。根据腐败变质的原因，正确、科学、合理地贮存餐饮原料，是餐饮行业入门者必须掌握的一项技能。

一、库房的要求

2.分冷冻或冷藏库食品库房

1.食品和非食品库房分开设置

3.足够的存放空间

7.不同区域有明显标识

库房要求

4.无毒、坚固的建筑材料

6.良好的通风、防潮、防鼠等设施

5.冷冻（藏）库应有温度计

让我们走进库房吧！

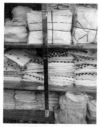

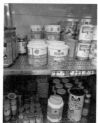

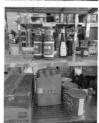

1. 食品和非食品（不会导致食品污染的食品容器、包装材料、工具等物品除外）库房应分开设置。

2. 同一库房内不同类别的食品和物品应区分存放区域，不同区域应有明显标识。

3. 库房构造应以无毒、坚固的材料建成，且易于维持整洁，并应有防止动物侵入的装置。

4. 库房内应设置足够数量的存放架，其结构及位置应能使贮存的食品和物品距离墙壁、地面均在10cm以上，以利空气流通及物品搬运。

二、库房防尘、防鼠、防虫害设施

防尘、防鼠、防虫害设施

1. 库房贮存区的门、窗应装配严密，与外界直接相通的门和可开启的窗应设有易于拆洗且不生锈的防蝇纱网或设置空气幕，与外界直接相通的门应能自动关闭。

防尘、防鼠、防虫害设施

2. 仓库门关闭良好，门缝小于0.6cm。食品、仓库木质门及木质门框，向外一面用金属片嵌好，金属片由地起高30cm，如因地面不平而使门缝超过0.6cm时，应加设5cm高水泥或金属门坎，门坎与门之间的缝隙不超过0.6cm。

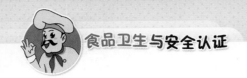
防尘、防鼠、防虫害设施

3. 食品仓库应同时用光滑金属板安装 60cm 高的防鼠闸板。

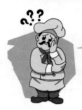

动动脑筋：

你见过哪些防鼠设备？

只要有吃的东西，就很容易招惹鼠虫，库房存放的大都是可食用原料，如何设置一些防鼠防虫的设备更是值得我们重视的问题。

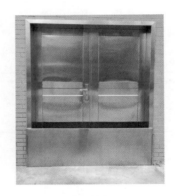

防鼠挡板

三、贮存要求

粮食库必须是水泥地面，做好防水，库房低温、干燥、通风，以保持粮食干燥，防止霉变和生虫。平房库房必须有防蝇、防鼠、防雀的铁纱窗纱门；墙根基不低于 1m，以防老鼠打洞进入房内，同时避免阳光下曝晒影响粮食质量。

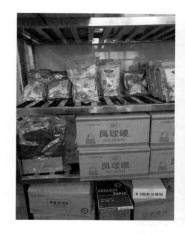
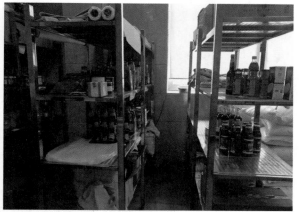

（1）贮存场所、设备应保持清洁，无霉斑、鼠迹、苍蝇、蟑螂等，不得存放有毒、有害物品及个人生活用品。

（2）食品应当分类、分架存放，距离墙壁、地面均在10cm以上。

（3）食品原料、食品添加剂使用应遵循"先进先出"的原则，及时清理、销毁变质和过期的食品原料及食品添加剂。

四、餐饮原料腐败及其控制

在使用过程中，容易发生食品变质的主要有：
乳及乳制品、肉类、蛋类、果蔬及其制品、糕点等。

（一）食品的腐败

1. 乳及乳制品的腐败变质

乳及乳制品含有丰富的营养成分，容易被消化和吸收，是微生物生长繁殖的良好培养基地。新鲜挤出来的奶要及时过滤加工或冷却，避免鲜乳内的微生物增多。通常在以下时间阶段，乳内细菌是受到抑制的，此后的牛乳会产生各种异色、苦味、恶臭味及有毒物质，外观上呈现黏滞的液体或清水。

牛乳在不同温度下的保存时间

食品	牛乳				
冷却温度（℃）	0	5	10	25	30
保存时间（h）	48	36	24	6	2

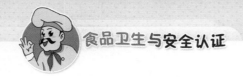

2. 肉类的腐败变质

肉类食品营养丰富，有利于微生物生长繁殖；家禽、家畜的某些感染病和寄生虫也可以通过肉类食品传播给人类。因此，保证肉类食品的卫生质量是食品卫生工作的重点。

肉类变质时往往表面会产生明显的感官变化，如发黏、变色、霉斑、气味等。

3. 鲜蛋的腐败变质

一般，新鲜鸡蛋的蛋壳表面都有一黏液胶质层，可以防止水分蒸发，防止外界微生物污染。另外，鸡蛋壳的蛋壳膜和鸡蛋白中间存在一定的溶菌酶，可以杀灭入侵的微生物。所以，正确地贮存鸡蛋，避免鸡蛋壳破裂，可以防止微生物大量生长，防止鸡蛋腐败变质。

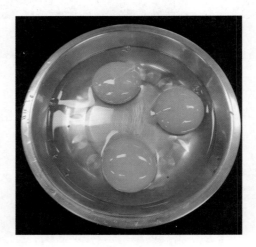

新鲜鸡蛋

4. 果蔬及其制品的腐败变质

水果和蔬菜的表皮和表皮外都覆盖着一层蜡质状物质，可以防止微生物的入侵，但是一旦这层蜡质物被破坏，如遭受昆虫侵蚀或是机械化损伤，微生物就会入侵果蔬内部组织，进而进行大量繁殖，促使果蔬腐败变质。越成熟的果蔬和水分越高的果蔬，越容易遭到外界的破坏。

5. 糕点的腐败变质

糕点类食品的水分、糖、油脂含量较高，在阳光、空气和较高温度等因素作用下，易发生霉变和酸败。引起糕点质变的微生物主要有细菌和霉菌，如沙门氏菌、金黄色葡萄球菌、大肠杆菌、黄曲菌、毛霉、青霉等。

（二）食品腐败变质的控制

食品的腐败变质大多是由于食品的霉以及微生物的作用，使食品中的营养物质分解或氧化而引起的，所以要避免食品腐败变质，就要抑制引起腐败变质的微生物的生长繁殖。经常采用的方法有低温保藏法、高温保藏法、脱水保藏法、化学保藏法等，以下重点介绍低温保藏法。

低温贮存减缓和降低了化学反应的强度和酶的活性，让微生物的繁殖率降低，但不能完全地杀死食品中的腐败菌和致病菌。

低温保藏法主要包括两种类型：冷藏贮藏和冷冻贮藏。

冷藏贮藏：低温贮藏可以减缓和降低微生物的繁殖率，甚至使之停止繁殖，一般温度为0℃~15℃，主要适用于蔬菜、水果、熟食、乳制品等。

冷冻贮藏：冷冻贮藏一般温度为0℃~-29℃，用冷冻冰柜或低温冷库等贮存食品，在这种温度条件下，微生物的生长率降低，甚至停止。一般适用于水产品、畜禽制品、速冻制品等。

冷藏、冷冻的温度应分别符合相应的温度范围要求。冷藏、冷冻柜（库）应有明显区分标识。

将食品控制在低温状态可以降低或者停止食品中微生物的增殖速度，但不是灭活微生物的手段，认为将食品存放在低温环境下就安全的想法是错误的。为避免交叉污染情况发生，我们必须做到：

（1）冷藏、冷冻贮藏应做到原料、半成品、成品严格分开放。

（2）植物性食品、动物性食品和水产品分类摆放。

（3）不得将食品堆积、挤压存放，以确保食品中心温度达到冷藏或者冷冻的温度要求。中心温度指块状或有容器存放的液态食品或食品原料的中心部位的温度。

（4）冷藏、冷冻柜（库）应定期除霜、清洁和维修，定期校验温度（指示）计，应有明确标识指标。

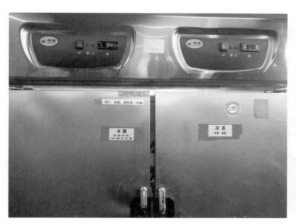
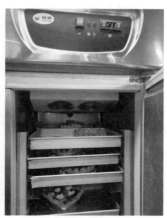

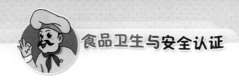
部分食品在冷藏条件下使用期限指南

种类		使用期限	种类		使用期限
水产品	腌制鱼类（薄片）	12h	蔬果类	熟制蔬菜	48h
	腌制鱼类（整条）	72h		水果和蔬菜（切开）	24h
	生的鱼类（切开）	48h		水果、蔬菜色拉	24h
	生的鱼类（整条）	72h	酱汤类	汤底（鱼类）	72h
	生的甲壳类（虾、蟹等）	48h		汤底（肉类）	96h
畜禽类	生畜肉（碎肉）	48h		汤底（蔬菜类）	48h
	生畜肉（整块肉）	72h		酱汁（鱼类汤底）	72h
	生的家禽（切开）	48h		酱汁（肉类汤底）	96h
	生的家禽（整只）	72h	其他	含奶油干点	72h
	生鸡蛋（带壳）	2周		熟制米饭、面条	48h
	熟鸡蛋（带壳）	1周		打开包装后的奶类	48h

五、冷藏或冷冻保存具有潜在危害的食品

在操作中执行这一原则时，应时刻记住尽可能缩短具有潜在危害的食品在危险温度带的滞留时间。

（1）生鲜食品原料以及肉、禽、蛋、乳制品在常温下进行采购验收、原料加工后，应尽快冷藏或冷冻。

（2）从冷库（冰箱）中取出食品进行原料加工，应少量多次，取出一批，加工一批。

（3）经常性检查冷库（冰箱）运转和温度状况，可从以下几方面检查：

①压缩机工作状况是否良好。

②是否存在较厚的积霜（可能会影响制冷效果）。

③冷库（冰箱）内是否留有空气流通的空隙。食品堆积、挤压存放会妨碍冷空气传导，无法确保食品中心温度达到要求。

④冷库（冰箱）内温度是否符合要求。

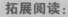

拓展阅读：

食品安全与否的简易判断方法

一般来说，包装完整、有 ISO9000 质量认证和 HACCP 食品安全体系认证的为大厂生产，例如一些绿色食品、保健食品，这类食品有标识可查，可以信赖。

一般而言，无包装的食品如果蔬类食品是否合格可以通过视觉判断和实验分析等手段来确认。

外观质量：指颜色、大小、形状、外表、整齐度等，可通过视觉、触觉来进行判断。

口感质量：新鲜度、嫩度、多汁性/粉性等，可通过味觉、视觉、触觉来进行判断。

洁净质量：指清洁的程度和净菜的比例。

六、有毒物品的存放

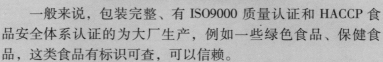

存放食品的同时，杀虫剂、杀鼠剂及其他有毒有害物品该放哪里呢？需要特别注意哪些事项？

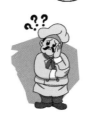

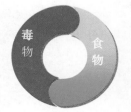

1.杀虫剂、杀鼠剂及其他有毒有害物品，应有固定的存放场所（或橱柜）并上锁，有明显的警示标识，并由专人保管。

2.使用杀虫剂除虫灭害，应由专人按照规定的使用方法进行。宜选择具备资质的有害动物防治机构进行除虫灭害。

3.各种有毒有害物品的采购及使用应有详细记录，包括使用人、使用目的、使用区域、使用量、购买及使用时间、配制浓度等。使用后应进行复核，并按规定进行存放、保管。

有毒物品存放与使用注意事项

七、标识食品原料的使用期限

任何食品原料都应有使用期限。定型包装食品在标签上有使用期限，拆封前可按此期限保存；其他食品原料、半成品的使用期限，餐饮单位应自行规定，并在盛装食品的容器上标识，这些食品原料包括：

（1）散装的具有潜在危害的食品原料。

（2）已拆封的预包装的具有潜在危害的食品原料。

（3）经初步加工的具有潜在危害的食品半成品。

餐饮业使用的原料除未拆封的预包装食品外，大多贮存时间较短，在标识使用期限时，可直接标识日期，也可以采用一周 7 天不同颜色标识的方法。

八、合理库存的作用

（1）可以将腐败和污染降到最低程度。

（2）降低成本和经营风险。

（3）保持高卫生标准和高品质。

烹调加工过程中的安全控制和卫生要求

【案例引入】

2015 年 1 月，兰先生和妻子杨女士在桂林某酒楼摆了二十几桌婚宴，宴请了 200 多名亲朋好友，但次日，参加婚宴的亲朋好友陆续出现呕吐、头疼、腹泻等症状，纷纷入院。在事件发生后，监管部门对酒楼进行全方位的调查，包括工作人员的证照、操作环境卫生、各种器具卫生，均未发现问题。但部分发病的亲友反映，宴会时食用的菜肴中红烧鸡块的中心部分似乎并不太熟。调查发现，酒楼将未解冻的鸡切块后，立即烹饪加工制成红烧鸡块，在室温下放置了 4 个多小时后，供应给喜宴客人食用。对剩余红烧鸡块菜肴进行取样调查，检出沙门氏菌，确认这是一起沙门氏菌食物中毒事件。该起事件的原因是将未解冻的鸡肉按平时烹调新鲜鸡肉的方式加工，导致未能将存在于鸡肉块中的沙门氏菌全部杀灭，含沙门氏菌的红烧鸡块又在危险温度带放置了 4 个多小时，造成了沙门氏菌迅速生长繁殖，数量达到可使人中毒的水平。

该案例说明烹饪过程中烹调方式不当，会直接引起食物中毒的现象。该餐馆可能在整个餐饮服务过程中忽略了烹调加工过程这个最关键的步骤，导致烹调不当，引发了食物中毒。

师傅教路：

烹调加工过程中的安全控制是保证餐饮食品安全性的重要环节，在烹调加工过程中，容易出现原料保管不当、交叉污染、食品添加剂使用不当等问题，所以烹调加工过程中的安全控制是至关重要的。

任务一　热菜烹调加工过程中的安全控制

加热是一种重要的食品安全卫生措施，尤其是对于致病微生物、寄生虫和生物毒素的杀灭和消除，加热几乎是唯一有效的措施。所以，很多人认为，热菜经过了加热烹调，高温灭菌，食品安全有保障，可放心食用。因此，热菜烹调过程中的食品卫生问题常常被忽视。

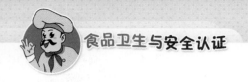

一、原料初加工

食品原料加工的主要目的是去除原料中的污染物及不可食用部分，其操作过程包括挑拣、解冻、清洗、切配及加工后半成品的贮存等诸多环节。由于涉及的环节较多，使该过程在去除食品中的有害物质、避免交叉污染、控制温度和时间等预防食物中毒的关键控制环节上易于发生问题。因此。在食物原料的加工中应该注意以下各项要求。

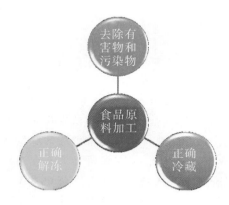

（1）去除有害物和污染物。如蔬菜原料中可能有农药残留，在初加工中要把蔬菜洗净后用清水浸泡 1 小时，烹调前再经沸水烫 1 分钟。在蔬菜虫害高发季节可用此方法去除或减少农药残留。

（2）正确解冻。在室温下进行食品原料的解冻，会使食品长时间处于危险温度带下，食品原料中的微生物将迅速生长繁殖，因此选择正确的解冻方式尤为重要。常见的解冻方式有将解冻食品放在 20℃ 以下流动水中解冻和微波解冻。

（3）正确冷藏。加工中应及时冷藏具有潜在危害的食品原料，如肉类、水产类等食品切配后应及时在 5℃ 以下冷藏，避免在常温条件下存放时间过长，引起微生物大量繁殖。

二、杀灭食品中的致病微生物

食品中心温度必须达到某一水平并持续一段时间，才能杀灭微生物。《餐饮服务食品安全操作规范》规定：食品中心温度应不低于 70℃。为保险起见，中心温度最好能达到 75℃ 15 秒以上，尤其是对于较常携带沙门氏菌的畜禽类。采用微波方式烹调的，食品加热到 75℃ 后应再加盖焖放 2 分钟，以使食品的各部分都能达到所需的温度。

1. 原料在加工过程中达不到安全的烹调温度和时间的常见原因

（1）同一锅烹调的食品太多，食品受热不均匀，使部分食品未烧熟煮透。这种情况在食堂、盒饭或桶饭生产等采用大锅烹调的单位较易发生。

（2）烹调加工设备发生故障，使食品未能烧熟煮透，未能达到安全中心温度。

（3）原料或半成品在烹调前未彻底解冻，但是仍然按照常规已解冻食品的烹调时间烹制，使食品中间部分未能达到杀灭微生物的温度，存在外熟内生的现象。

（4）过于追求食品的鲜嫩，致使烹调时间不足，中间部位未烧熟煮透。

（5）食品体积过大，烹调时间不足，导致中间部位未烧熟煮透。

（6）为缩短顾客点菜后的等待时间，往往先将食品制成半熟的半成品，供应前再进行烹调，但如果两次烹调时间都较短，则易造成加热不彻底。

（7）如果食品加工量超过了自身的加工能力，由于必须在短时间加工大量食品，烹调中温度不够、加热时间不足等问题就极易发生。

2. 防止食品未达到安全烹饪温度的措施

（1）制定加工操作规程，对于烹饪前彻底解冻、每批食品烹饪数量、食品的烹调方式和时间等都作出规定。

（2）使用温度计抽查食品中心温度是否达到要求，注意抽查时应选择每批食品中体积最大的。

（3）尽可能缩小食品的体积。

（4）定期检修烹调设备。

（5）避免超负荷加工。

三、避免烹调加工过程中的交叉污染

烹饪加工环节同时存在生食品和熟食品，如操作不当，则容易产生交叉污染。

1. 交叉污染的常见原因

交叉污染是此类高风险食品引起食物中毒最主要的原因，导致交叉污染的常见情形有：

（1）加工过程中即食食品接触到食品原料或半成品，这通常是因未在专间内进行操作所引起。

（2）用处理过食品原料或半成品的刀、砧板、工具等来处理成品。

（3）装生、熟食品的盛器没有区分标识，导致混用；加工量过大，造成容器不够；用装食品原料或半成品的容器来盛装成品。

（4）加工操作人员接触即食食品前，双手未经清洗消毒，常见原因包括：专间或专用场所内未配置消毒水；操作人员接触食品原料、半成品或污染物后未清洗消毒双手就接触即食食品。

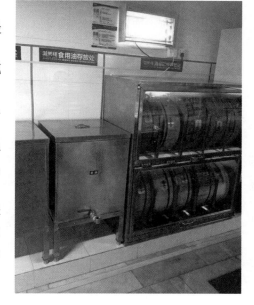

2. 避免交叉污染的措施

（1）避免盛装容器或工具引发的交叉污染。

在一些食品加工量较大的餐饮单位中（如食堂、快餐店、盒饭加工单位、供应宴席的饭店），烹调后的食品往往不是直接装到顾客就餐的餐具中，而是先装入大的容器中再进行分装。如果容器或分装工具受到了污染，那么装在其中的食品也会受到污染。避免盛装容器或工具引起的交叉污染，应该注意以下方面：

1. 生、熟食品容器能够明显加以区分。区分的方法可以是采用不同材质、不同形状的容器，或者在各类容器上做不同的标记，或者直接标注生、熟的字样。标记应显眼而且不易被磨损、洗刷掉。要对操作员进行反复的培训，使他们牢记区分的标志，在操作中严格做到生、熟食品容器分开使用。

2. 配备足够数量的生、熟食品容器。容器的数量应考虑足够本单位在最大供应量时使用、周转和清洗。

3. 清洗生、熟食品容器的水池应完全分开。

4. 清洗后的生、熟食品容器应分开放置。

5. 如需擦拭盛装食品的容器，应用经消毒的专用抹布。

（2）避免加工人员引起的交叉污染。

①尝味时，应将少量菜肴盛入碗中进行品尝，而不应直接品尝菜勺内的食品。

②烹调后熟食品一般应用消毒后的工具进行分装或整理，如必须用手直接进行操作，必须先清洗、消毒双手，并且最好戴上清洁的一次性塑料或橡胶手套。

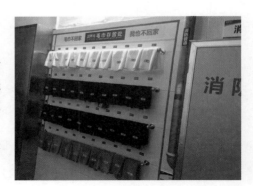

③加工人员接触污染物（如上厕所、接触未加工食品）后必须清洗、消毒双手后再操作。

（3）避免存放不当引起的交叉污染。

①烹调后的熟食品与生食品必须分开放置。

②如只能放置在同一操作台，应按照熟上生下的原则，将生食品放置在操作台上，熟食品放置在操作台上方的搁架。

（4）设置专人专间防止交叉污染。

①必须在专间内进行操作，减少受食品原料、半成品污染的机会。

②专间内所有刀、砧板、抹布等均应为专用，不能拿到专间外使用，使用前及使用过程中应每隔4小时进行消毒。

③专间冰箱内不能存放食品原料、半成品，冰箱应定期进行消毒（建议2～3天消毒一次）。

④应固定人员进行加工操作，此类食品的制作人员不宜从事原料的粗加工、烹饪等工作。

⑤专间内操作人员健康和个人卫生应符合相应标准。

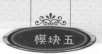

四、食品添加剂的使用

食品添加剂在餐饮食品中的应用主要是出于改善食品的色、香、味、形等工艺需要，有严格的使用范围和限量。一些餐饮加工者不按《食品添加剂使用卫生标准》（GB 2760–2014）的要求，随心所欲更改使用范围和使用限量，甚至把非食品添加剂当成食品添加剂使用。

食品添加剂使用原则

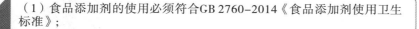

（1）食品添加剂的使用必须符合GB 2760–2014《食品添加剂使用卫生标准》；

（2）不应掩盖食品腐败变质事实，为掺假、伪造等目的而使用食品添加剂；

（3）使用时称量、记录，妥善保管。

学生食堂食品添加剂领用记录

品名	领用质量（克）	领用时间	领用人	备注
食用碱				
发酵粉				

五、再加热

食品再加热不当也是食物中毒常见的原因之一，因为需要再加热的食品往往已经存放了一段时间，食品中的细菌已经繁殖到一定水平，而这些食品往往因为被认为是熟食品，容易出现再加热不彻底的情况。进行再加热应该做到：

（1）食品在再加热前应确认未变质。

（2）应按食品烹调的温度进行再加热，以杀灭食品中的致病菌。

（3）冷冻熟食品一般应彻底解冻后再进行加热，避免出现中间部位温度不够的现象。

（4）食品再加热不要超过一次，再加热后仍未食用完的食品应当废弃。

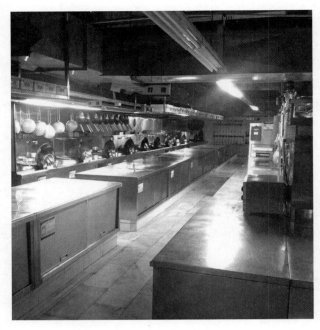

任务二　凉菜烹调加工过程中的安全控制

【案例引入】

2016 年 6 月，上海市宝山区顾村镇一工厂发生食物中毒事件，导致 170 多人中毒，大部分病人出现腹痛、腹泻、恶心、呕吐、发热等症状。经初步调查，该厂食堂上午在某超市购进凉拌菜，午餐吃剩后存放在冰箱中，至晚餐再次供应给员工。调查发现，凉拌菜存放的冰箱曾放过生的海产品、生肉等原料。从病人肛拭检查及冰箱内壁均检出副溶血性弧菌。这起食物中毒事件最主要的原因是：冰箱存放食品生熟不分，致使凉拌菜在存放中受到了食品原料中致病菌的污染。

凉菜和生食都是发生食物中毒风险较大的菜肴种类，在加工操作过程中的食品安全要求较高，预防凉菜和生食引起的食物中毒措施涉及环节较多，要遵循以下原则：

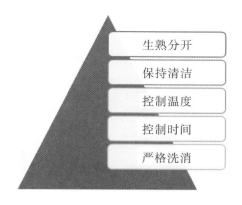

一、凉菜加工中食品安全关键环节

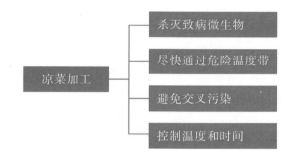

（一）烹调中杀灭致病微生物

烹饪凉菜一般需先烹制成熟再进行下一加工工序，烹调的要求与热菜基本相同，必须烧熟煮透。

（二）冷却中尽快通过危险温度带

1．安全冷却方法

（1）两阶段冷却方法，即将食物在2小时内从60℃以上冷却至20℃，再在4小时内从20℃冷却至5℃或更低。

（2）一阶段冷却方法，即在4小时之内冷却至5℃以下。

2．快速冷却方法

快速冷却并不是将食物放入冰箱，以下方法能快速安全冷却食品。

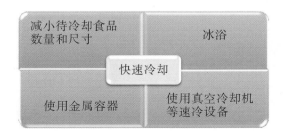

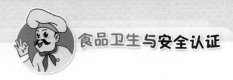

（三）避免交叉污染

1. 交叉污染常见原因

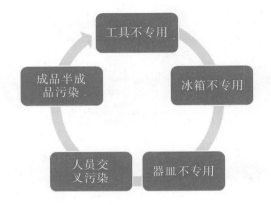

2. 避免交叉污染的措施

（1）必须在凉菜专间内操作；

（2）专间内工具专用，使用前及使用过程中每隔4小时消毒；

（3）冰箱专用，定期消毒（2~3天消毒一次）；

（4）专间内专人加工制作凉菜；

（5）专间内工作人员定期体检，保证健康，手部无破损化脓；

（6）加工人员操作前换专用清洁工作服，每天清洗消毒；

（7）加工人员操作前和操作过程中清洗消毒手部。

（四）存放中控制温度和时间

凉菜大多属于具有潜在危害的食品，配制完成后如存放不当会导致细菌大量繁殖，存放也是凉菜加工中应重点控制的环节。

安全存放凉菜措施

（1）改刀或凉拌后的凉菜，距食用时间越短越好，每次应仅从冰箱中取出小批量食品进行改刀或凉拌加工。

（2）改刀后如需短时间存放，应该放入熟食专用冰箱内保存，并尽量在当餐食用。

二、生食加工要求和禁止经营品种

餐饮业供应的生食品种主要包括各种生食蔬菜、水果、生鱼片和腌制生食水产品等，生食品种由于不经过热加工，安全风险较一般凉菜风险更大。因此，除按照凉菜的要求进行操作外，还应做到如下几点：

（1）蔬菜、水果严格清洗消毒。蔬菜、水果等常见生食品种，可能带有致病微生物，所以要进行严格的清洗消毒后进入专间加工。

（2）生鱼片防止污染和变质。水产品表面常带有致病微生物（如副溶血性弧菌），因此加工生食海产品时，必须在专用场所以外对其进行表面消毒，再在专用操作场所内分切，避免其内部的可食部分受到污染。加工好的生食海产品应放置在食用冰中保存并用保鲜膜分隔，从加工到食用不超过1小时，从温度和时间两方面保障食用安全。

（3）禁止经营生食淡水水产品。淡水水产品很可能是人体寄生虫的中间宿主，如广东较常见的肝吸虫、肺吸虫及各类线虫等人体寄生虫，均是通过淡水鱼、虾、蟹传播的，因此淡水水产品是禁止生食的。

备餐及配送过程中的安全控制和卫生要求

【案例引入】

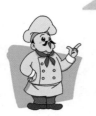

【案例1】

　　2015年某日，某公司有14名职工发生腹痛、腹泻症状。经调查，该公司职工午餐由某快餐服务社提供外送盒饭，该快餐服务社因收到停电通知，从当日凌晨3时即开始加工烧制盒饭，边加工边分装，并于凌晨5时结束；分装完成后的盒饭放在常温条件下的备餐间，上午11时将盒饭送至用餐单位。检查结果显示在剩余食品中含有大量蜡样芽孢杆菌，确认这是一起由蜡样芽孢杆菌引起的食品中毒事件。

　　盒饭生产单位违反操作规程，提早加工时间，盒饭长时间在常温下放置，导致蜡样芽孢杆菌大量繁殖污染食品，是这起中毒事件的主要原因。

【案例2】

　　2016年6月某日，某时装公司陆续有27名在公司食堂就餐的职工出现腹泻、腹痛症状，在送检的食堂饭菜及病人的肛拭样本中均检出副溶血性弧菌，确认这是一起副溶血性弧菌食物中毒事件。调查发现该食堂当日供应的晚餐为当日剩余食品，中午供应结束后存放于备餐间内近6小时，仅靠电风扇降温（当日气温高达30℃），晚上食用时未重新回锅加热，导致副溶血性弧菌大量繁殖，引起食物中毒。

　　如果按照上面各项目的要求加工出安全的食品，是不是就万事大吉了？还没有！不要忘了在食品被消费者食用之前都必须保证其安全，备餐和配送也是关系食品安全的重要环节，这一环节通常是食品加工操作流程中的最后环节，涉及保持清洁、控制温度、控制时间、严格洗消等多项预防食品中毒的基本原则。

专家教路：

食品加工后立即食用是备餐中保证食品安全的最佳选择，如不能做到立即食用，在烹饪后至食用前需要较长时间（超过 2 小时）存放的食品，应当在高于 60℃或低于 10℃的条件下存放。按照供应量的需求，适量准备食物，能减小因食品存放时间过长而带来的食品安全风险。

　　餐饮业的食品供应方式有两种，一种是顾客点了餐以后再进行加工制作，大部分的饭店、小吃店是这种方式；另一种是将食品事先加工好，顾客来了以后马上就可以供应，快餐店、食堂和自助餐、盒饭、桶饭都属此类供应方式。

　　相对而言，后一种供餐方式由于加工的食品需要保存一段时间，食品安全风险较前一种更大。

一、餐厅备餐间的设计

备餐间的作用

1. 隔离生产与消费，创造良好的就餐环境

厨房与餐厅有了备餐间，可以隔绝厨房生产的噪音。

2. 完成整套服务工作

备餐间是供应茶水、冰块、热毛巾等的区间。

3. 完善厨房生产的成品

许多菜肴都需要配备相应的调料，如鱼翅配浙醋、脆皮乳鸽配淮盐、烤鸭配面酱等。还有些菜肴则需要配备专用的器具，如白灼虾配洗手盅等。

4. 合理控制上菜的次序

南北菜的菜色各有不同，除了在打荷、执码、烹调次序方面加以控制外，备餐间也需要做好出菜的控制。但基本上都是先冷菜后热菜，先炒菜后汤菜，先咸后甜，先甜点后水果。

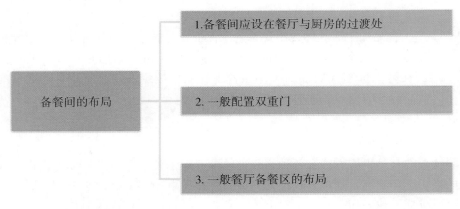

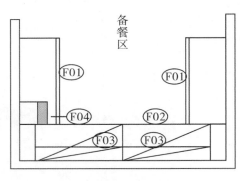

备餐区的布局

F01：单通荷台　　F02：二层工作台　　F03：座台二层架　　F04：开水器

二、备餐中保证食品安全的措施

（一）控制温度和时间

（1）食品加工后立即食用是备餐中保证食品安全的最佳选择，如不能做到就必须采用热藏或冷藏方式备餐，采用常温备餐的则应严格控制时间。

（2）按照供应量的需要，适量准备食物，减小因食品保存时间过长而带来的食品安全风险。

（3）使用温度计测量食品中心温度。应注意备餐设备，如有温度显示装置，显示的是设备的温度，而非食品的温度。

（4）冷藏和热藏备餐中至少每2小时测量一次食品的中心温度，温度低于60℃或高于10℃（最好是5℃）的食品应予以废弃。如需再利用，应在确认未变质后充分加热。

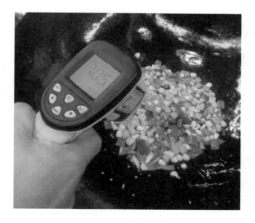

食品中心温度测量

（二）防止食品受到污染

（1）在备餐的食品上加盖，使食品保持温度和不受污染。

（2）备餐用的所有容器、工具等，在备餐前应彻底消毒，包括菜肴分派、造型整理的用具，备餐中每4小时应消毒一次。

高手贴士：

消毒方法：

（1）物理消毒。包括蒸汽、煮沸、红外线等热力消毒方法。

①煮沸、蒸汽消毒保持100℃作用10分钟以上；

②红外线消毒一般控制温度在120℃并保持10分钟以上；

③洗碗机消毒一般水温控制在85℃，冲洗消毒40秒以上。

（2）化学消毒。主要为各种含氯消毒药物。

使用含氯消毒剂的其有效氯浓度为250mg/L（又称250ppm）以上，餐饮具全部浸泡入液体中，作用5分钟以上。

（3）使用长柄勺，避免勺柄接触食品导致污染。

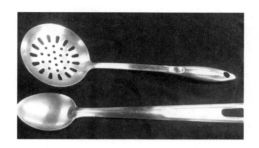

长柄勺

（4）任何已经供应过的食品及原料（除了消费者未打开的密封包装食品）都不应再

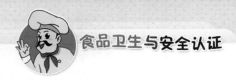
次供应，包括菜肴装饰，以及制作菜肴的汤和食品辅料（如火锅汤底、水煮鱼片的汤料、辣子鸡块的辣椒等）。

（三）注意操作人员卫生

（1）备餐人员上岗前手部应清洗、消毒，备餐专间内的人员应按照从业人员卫生要求进行备餐。进行菜肴的分派、造型整理等操作时最好戴上清洁的一次性手套。

（2）所有餐具可能接触食品的区域（内面）都不要被手污染。不要将餐具堆叠。

（3）要严格按照安全卫生规范进行操作。

（4）操作人员应认真检查待供应食品，发现有感官性状异常的，不得供应。

（四）各种备餐方式的要求

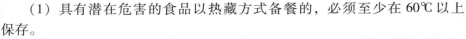

1. 热藏备餐	（1）具有潜在危害的食品以热藏方式备餐的，必须至少在60℃以上保存。 （2）使用热藏设备（如水浴备餐台、加热柜等）时应保证备餐期间食品温度保持在60℃以上。 （3）备餐期间定期搅拌食品使热量均匀分布。 （4）热藏设备一般不能用来再加热食物。
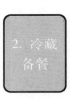2. 冷藏备餐	（1）具有潜在危害的食品以冷藏方式备餐的，必须在10℃（最好是5℃）以下保存。 （2）使用冷藏设备应保证备餐期间食品温度保持在10℃（最好是5℃）以下。 （3）不要将食品直接放置在冰上，而应装在盛器中再放在冰上。
3. 常温备餐	（1）食品完成熟制加工后必须在2h内食用。 （2）建议在容器上标识加工时间，以便对存放超过2h的食品进行处理（废弃或再加热）。 （3）向容器中添加食物时，应尽量等前批食物用完后再添加新的一批，不应将不同时间加工的食物混合；剩余的少量食品应添加在新的食品的表层，尽量做到先制作的食品先食用。
4. 自助餐	（1）按照上述三种备餐方式之一进行备餐。 （2）如有需加工的生食品（如现场烧制食品的原料），应与熟食品放置区域分开，以避免交叉污染。 （3）消费者可能并不了解供餐卫生要求，服务员应留意顾客是否有影响食品安全的行为（如尝味后再放回）。

三、配送和外卖中保证食品安全的措施

不管哪种供餐方式，所应遵守的食品安全原则与餐饮单位通常进行的备餐是基本相同

的。餐饮服务单位应制定相应的食品加工配送操作规程，建立和实施 HACCP 等先进的食品安全质量管理体系，并实施规范化管理。但外卖配送也有不同于常规备餐的要求。

（一）配送和外卖中食品运输要求

（1）应配备可以避免食品处于危险温度带（5℃ ~ 60℃）下的存放设备和运输车辆（路途极短的可以例外），如冷藏车、保温车、冷藏箱、保温箱等。

（2）食品配送的车辆、工具应当保持清洁，配送前应当对食品存放设备和车厢内部结构消毒，防止食品在配送过程中受到污染，且每次使用后都应进行清洗和消毒。

（3）食品容器在设备内应能固定，防止食品侧倒而受到污染。

（4）配送冷膳食或热膳食时应分别配备符合条件的冷藏或加热保温设施。即食热膳食与即食冷膳食不能同时盛装在同一保温箱或同一餐盒，未经清洗或消毒的禽蛋、蔬菜、水果等不得与调理半成品、即食膳食同车放置。

（5）运到就餐地点后及时检查食品的中心温度，对于不能使温度控制在规定范围内的，应对食品作出相应的处理（如废弃）。

（二）集体用餐配送单位的特殊要求

集体用餐配送单位的食品安全风险相当高，加之其加工量大、影响面广，一旦发生食物中毒，涉及的人数往往比较多。

（1）应取得具有集体用餐配送加工项目的餐饮服务许可证。未取得该项目许可证的普通餐饮业不得供应集体用餐配送的盒饭和桶饭。

（2）盒饭应采用冷藏、加热保温或者高温灭菌的工艺进行加工，桶饭一般采用加热保温工艺。

冷藏	膳食烧熟后充分冷却（2h 内使中心温度降至 10℃ 以下），并在 10℃ 以下分装、贮存、运输，食用前须加热至中心温度 70℃ 以上。采用冷藏方式的，食品从烧熟至食用的时间不得超过 24h。真空冷却机等冷却设备能使膳食中心温度在 2h 内降至 10℃ 以下。
加热保温	膳食烧熟后加热保温，使膳食在食用前中心温度始终保持在 60℃ 以上。采用加热保温方式的，食品从烧熟至食用的时间不得超过 4h。膳食烹调后采用加热设备（如水浴备置台、加热柜、微波加热设备等）进行加热，运输时采用保温设施（如保温性能良好的保温箱）维持温度，可使膳食中心温度始终保持在 60℃ 以上。
高温灭菌	膳食盛装于密闭容器中经高温灭菌，达到商业无菌要求。这种盒饭可以在常温下保存数月，需要专用设备加工。

（3）由于盒饭、桶饭在加工完成到食用的间隔时间较长，为减少食品安全风险，盒饭、桶饭中禁止配送凉拌菜、改刀熟食、生食水产品等品种。

（4）盒饭、桶饭应在食品容器上标识加工时间、保质期、保存条件等内容。

（5）配送的盒饭和桶饭应向消费者提供安全食用指南：收到后尽快食用。

（6）做好留样管理工作，超过100人的团体膳食外卖服务，餐饮服务单位应对提供的食品进行留样。留样食品应按品种分别盛放于清洗消毒后的密闭专用容器内，并放置在专用冷藏设施中，在冷藏条件下存放不少于供餐后48h，每个品种留样量应满足检验需要，不少于100g，并做好记录。

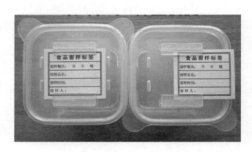

食品留样盒

（三）外卖加工现场的基本要求

外卖是餐饮服务单位将设备设施搬到供餐现场加工制作食品的一种服务方式，其现场加工部分与厨房内加工的食品安全要求是一样的。餐饮服务单位应根据顾客膳食规模、供餐方式和膳食品种数量，事先对膳食外卖供餐点加工场所的条件进行评估，确保外卖供餐点加工场所符合相关卫生要求。

若配送食品中含有半成品，需要在外卖供餐点进行加工制作成品膳食的，供餐点应至少设置食品贮存、烹饪、餐用具清洗消毒（自带消毒餐用具除外）等食品加工和供餐场所。若加工供应即食冷膳食的，还应设置冷膳食加工专用场所。在外卖的现场加工中须注意：

（1）食品加工场所应为封闭场所，其地面、墙面、天花板材质应无毒、无异味、不透水、易于清洁，并确保食品不受建筑材料及环境污染。

（2）按照食品进入、食品贮存、食品加工、成品供应的生进熟出流程合理布局，并应能防止生熟食品在存放、操作中发生交叉污染，食品原料、半成品和成品的存放应严格分开。

（3）膳食专用场所、分装专间应为封闭式独立隔间，面积应与供餐品种和数量相适应，但应至少大于5m²。

（4）外卖加工现场至少应有清洁的饮用水、清洗水池，以及足够的电力和烹调设备。

（5）加工现场如不在室内，尤其应注意防蝇、防尘等污染控制。

模块五自我测验题

一、单选题

1. 畜禽肉检验合格证明一概由哪个部门出具？（　　）

做做练习吧！

    A. 质监产品检验机构

    B. 农业畜牧兽医检验检疫机构

    C. 屠宰场检验室

    D. 采购单位检验室

2. 以下哪些水产品可以采购和经营？（　　）

    A. 死的鳝鱼、甲鱼　　　B. 新鲜的虾

    C. 河豚　　　　　　　　D. 海洋污染汛期捕捞的海产品

3. 采购食品时索证的作用是（　　）

    A. 证明采购食物的来源

    B. 证明采购食物的质量

    C. 可以查出问题食物的源头

    D. 以上都是

4. 以下哪些果蔬类不属于禁止采购和经营的品种？（　　）

    A. 野蘑菇　　　　　　　B. 发芽的马铃薯

    C. 四季豆　　　　　　　D. 发芽的杏仁、木薯

5. 保证所贮存食品新鲜程度的有效方法是（　　）

    A. 先进先出　　　　B. 先进后出　　　　C. 后进先出

6. 下列处理不符合食品安全要求食品的方法哪种不妥？（　　）

    A. 及时清除和销毁超过保质期的食品

    B. 设置专门的存放场所放置不符合要求的食品

    C. 销毁食品时为避免污染，应不拆封直接丢弃

7. 下面不是低温保存食品原理的是（　　）

    A. 降低微生物生长繁殖和代谢活动

    B. 降低酶的活性和食物内化学反应的速度

    C. 杀灭所有微生物

8. 以下关于食品冷藏、冷冻贮存的做法，不符合规定的是（　　）

    A. 原料与半成品可以一起存放

    B. 食品在冷藏、冷冻柜（库）存放时，应做到动物性食品、植物性食品和水产品分类摆放

    C. 冷藏、冷冻贮存时，为确保食品中心温度，不得将食品堆积、挤压存放

9. 以下有关不同种类食品的理想保存温度条件，正确的是（　　）

    A. 禽肉类、水产品的保存温度应与蔬菜、水果一致

    B. 禽肉类、水产品的保存温度应比蔬菜、水果要高

    C. 禽肉类、水产品的保存温度应比蔬菜、水果要低

10. 为保证冷藏效果，冷库（冰箱）内的环境温度与食品中心温度相比应（　　）

    A. 至少低 5℃   B. 至少低 1℃   C. 保持一致

11. 冷冻最适宜的温度范围为（　　）

    A. 0℃以下   B. −10℃以下   C. −18℃以下

12. 常温贮存不适用于下列哪类食品？（　　）

    A. 调味品   B. 蔬菜   C. 切开的水果

13. 常温贮存适宜的温度范围为（　　）

    A. 0℃ ~20℃   B. 10℃ ~20℃   C. 5℃ ~25℃

14. 常温贮存适宜的湿度范围为（　　）

    A. 20% ~80%   B. 50% ~60%   C. 30% ~70%

15. 食品库房内，食品应与墙壁、地面保持的距离是（　　）

    A. 与墙壁保持 10cm 以上，与地面保持 5cm 以上

    B. 均保持 10cm 以上

    C. 与墙壁保持 5cm 以上，与地面保持 10cm 以上

16. 鲜肉、禽类、鱼类和乳制品的最佳冷藏温度为（　　）

    A. 5℃以下   B. 7℃以下   C. 10℃

17. 为杀灭生食鱼类中可能存在的寄生虫，下列措施不正确的是（　　）

    A. −20℃冷冻 7 天   B. 0℃冷藏 15 天   C. −35℃冷冻 15 小时

18. 关于蛋类的贮存，下列措施最正确的是（　　）

    A. 验收合格后，于 7℃以下贮存，加工前进行清洗

    B. 验收合格后，立即清洗消毒，并于 7℃以下贮存

    C. 验收后可以立即清洗，也可以在加工前进行清洗

19. 贮存蔬菜的冷库最适宜的相对湿度是（　　）

    A. 45% ~65%   B. 55% ~75%   C. 85% ~100%

20. 预包装食品一旦拆封后，最佳贮存温度是（　　）

    A. 5℃以下   B. 7℃以下   C. 10℃以下

21. 可与食品同处存放的是（　　）

    A. 食品添加剂   B. 一次性塑料饭盒   C. 食品消毒剂

22. 以下哪项措施有助于使食品尽快冻结？（　　）

    A. 食品分成小批量进行冷冻

    B. 食品加工后及时放入低温冷冻库

    C. 食品加工后及时放入冰箱冷冻室

23. 以下哪种是在冷藏条件下，使用期限时间最短的食品原料？（　　）

    A. 整块生肉   B. 生肉糜   C. 生鸡蛋

24. 烹调食品应使中心温度达到(　　)

　　A. 60℃以上　　　　　　　B. 70℃以上　　　　　　C. 90℃以上

25. 在10℃～60℃温度条件下放置2小时以上的熟制具有潜在危害的食品(　　)

　　A. 允许供应

　　B. 允许再加热后供应

　　C. 确认未变质前提下允许再加热后供应

26. 烹调加工后的成品应当与食品(　　)分开存放。

　　A. 原料　　　　　　　　B. 半成品　　　　　　　C. 以上都是

27. 以下哪项是避免烹调加工过程中交叉污染的主要措施?(　　)

　　A. 生熟食品容器以明显标记区分

　　B. 厨师操作前严格进行手的消毒

　　C. 以上都是

28. 为避免熟食品受到污染，以下做法正确的是(　　)

　　A. 生食品放置在操作台上，熟食品放置在操作台上方的搁架上

　　B. 熟食品放置在操作台上，生食品放置在操作台上方的搁架上

　　C. 生、熟食品都可以放在操作台上

29. 食品再加热时，能够加快食品温度升高的速度而不影响食品品质的措施是(　　)

　　A. 提高加热温度　　　B. 短时多次再加热　　　C. 搅拌食品

30. 温度低于_____、高于_____条件下放置_____以上的熟食品，需再次利用时应充分加热(　　)

　　A. 60℃，10℃，2小时　　　　　　　　B. 60℃，15℃，3小时

　　C. 70℃，15℃，4小时

31. 冷冻熟食品彻底解冻后(　　)食用。

　　A. 即可　　　　　　　B. 经充分加热方可　　　C. 经适度加热即可

32. 以下何种方法可有效预防四季豆食品中毒?(　　)

　　A. 热水中烫10分钟以上再炒　　　　　B. 水中浸泡10分钟以上再炒

　　C. 开水浸泡10分钟以上再炒

33. 以下可能造成烹调时未烧熟煮透的操作是(　　)

　　A. 一批加工量过大

　　B. 烹调前未彻底解冻

　　C. 以上都是

34. 《餐饮服务食品安全操作规范》中规定必须在专间内操作的是(　　)

　　A. 熟食配制　　　　　B. 加工裱花蛋糕

　　C. 制作鲜榨果汁

35. 专间使用前对空气和操作台进行消毒的频率应当为(　　)

　　A. 每天一次　　　　　B. 半天一次　　　　　C. 每餐或每次一次

36. 凉菜专间使用紫外线消毒的，应在无人工作时开启(　　)以上。

　　A. 15分钟　　　　　　B. 30分钟　　　　　　C. 1小时

37. 下列物品中不得进入凉菜专间的是(　　　)
    A. 待清洗消毒的水果　B. 热厨的工具　　　　C. 以上都是

38. 以下哪种方法是正确的?(　　　)
    A. 专间操作人员在专间操作时清洗、消毒双手
    B. 专间在操作时开启紫外线灯进行空气消毒
    C. 水果加工前在专间内进行严格清洗消毒

39. 蛋糕胚应在专用冰箱中贮存,贮存温度至少应在(　　　)以下。
    A. 0℃　　　　　　　　　B. 5℃　　　　　　　　　C. 10℃

40. 加工裱花蛋糕用的裱浆和经清洗消毒后的新鲜水果应(　　　)
    A. 在加工当天使用完毕
    B. 在 2 天内使用完毕
    C. 在 3 天内使用完毕

41. 生食海产品从加工至食用的间隔时间不得超过(　　　)小时。
    A. 1　　　　　　　　　　B. 2　　　　　　　　　　C. 3

42. 以下水产品不适合作为生食的是(　　　)
    A. 三文鱼　　　　　　　B. 龙虾　　　　　　　　C. 草鱼

43. 以下哪种是安全的冷却方法?(　　　)
    A. 食物在 4 小时之内冷却至 10℃以下
    B. 食物在 2 小时内从 60℃以上冷却至 20℃,再在 4 小时内从 20℃冷却至 5℃或更低
    C. 食物放入冰箱速冻室内急速冷却

44. 热藏方式备餐要求食品应在(　　　)以上保存,从烧熟至食用的时间不得超过(　　　)小时。
    A. 50℃　4　　　　　　　　　　　　　B. 60℃　4
    C. 70℃　3　　　　　　　　　　　　　D. 80℃　3

45. 冷藏方式备餐要求食品应在(　　　)以下保存,从烧熟至食用的时间不得超过(　　　)小时。
    A. 0℃　24　　　　　　　　　　　　　B. 10℃　24
    C. 15℃　48　　　　　　　　　　　　D. 20℃　48

46. 供餐中使用的用具应(　　　)消毒一次。
    A. 每次使用后　　　　　　　　　　　B. 每 4 个小时
    C. 每天　　　　　　　　　　　　　　D. 每小时

47. 以下哪种菜肴是集体用餐配送盒饭、桶饭中禁止供应的?(　　　)
    A. 宫保鸡丁　　　　　　　　　　　　B. 咸鸡汤
    C. 回锅肉　　　　　　　　　　　　　D. 凉拌海蜇

48. 热藏备餐可以(　　　)
    A. 杀灭食物中的微生物　　　　　　　B. 再加热食物
    C. 抑制食物中微生物的生长　　　　　D. 不断搅拌食品使热量散发

49. 以下不得重复使用的食品是（　　　）
　　A. 回收的沸腾鱼片汤料　　　　　　B. 辣子鸡块中拣出的辣椒
　　C. 酸菜鱼汤汁　　　　　　　　　　D. 以上都是

50. 服务人员在进行供餐操作时，应该做到（　　　）
　　A. 手部接触餐具的内面　　　　　　B. 将消毒后的餐具堆叠
　　C. 上岗前清洗双手　　　　　　　　D. 简单检查待供应食品

51. 以下各类餐饮行业中，备餐环节食品安全风险最大的是（　　　）
　　A. 饭店　　　　　　　　　　　　　B. 小吃店
　　C. 大排档　　　　　　　　　　　　D. 集体用餐配送单位

二、多选题

1. 食品贮存涉及的预防食物中毒原则主要包括（　　　）
　　A. 生熟分开　　　　　　　　　　　B. 控制温度和时间
　　C. 保持清洁　　　　　　　　　　　D. 杀灭微生物

2. 以下哪些方法可有助于做到食品原料的先进先出？（　　　）
　　A. 食品原料隔墙离地
　　B. 对入库的每批原料在验收后进行登记
　　C. 接近保质期的原料，在外包装上贴上醒目标识，表示要优先使用
　　D. 制定管理制度，要求所有员工在提货时必须核对原料登记的标牌

3. 对冷库（冰箱）运转和温度状况的检查包括（　　　）
　　A. 压缩机工作状况是否良好
　　B. 是否存在较厚的积霜
　　C. 冷库（冰箱）内是否留有空气流通的空隙
　　D. 冷库（冰箱）内温度是否符合要求

三、判断题

1. 肉类、水产品和禽类所需的保存温度通常较蔬菜和水果低。　　　　　（　　　）

2. 所有食品（包括农产品）贮存前都应该清洗干净。　　　　　　　　　（　　　）

3. 贮存食品的场所不得存放有毒、有害物品，但不包括洗涤剂和消毒剂。（　　　）

4. 保证所贮存食品新鲜度的最简便和有效的方法是先进先出。　　　　　（　　　）

5. 销毁不符合要求的食品时，应破坏食品原有的形态，以免造成误食误用。（　　　）

6. 不符合要求的食品应存放在有醒目标志的专门场所。　　　　　　　　（　　　）

7. 检查冷库的运转状况就是定期检查温度显示装置显示的温度是否达到要求。

　　　　　　　　　　　　　　　　　　　　　　　　　　　　　　　　（　　　）

8. 冷冻可以杀灭食品中的微生物，所以可以较长时间贮存具有潜在危害的食品。

　　　　　　　　　　　　　　　　　　　　　　　　　　　　　　　　（　　　）

9. 为确保安全，需要冷藏的熟制品应当在烧熟后立即放入冰箱。　　　　（　　　）

10. 食品冷冻的适宜温度是 10℃以下。 （　　）

11. 食品冷冻应小批量进行，以使食品快速冻结。 （　　）

12. 鲜肉、禽类最佳贮存温度是低于 10℃。 （　　）

13. 生食的鱼类在加工前不应冷冻，以确保质量新鲜。 （　　）

14. 具有潜在危害的食品以热藏方式备餐的，必须在 60℃以上保存。 （　　）

15. 具有潜在危害的食品以冷藏方式备餐的，必须在 10℃（最好是 5℃）以下保存。

（　　）

16. 食品完成熟制加工后必须在 4 小时内食用。 （　　）

17. 冷藏和热藏备餐中至少每 2 小时测量一次食品的中心温度，温度高于 10℃（最好是 5℃）或低于 60℃的食品应予以废弃。 （　　）

18. 煮沸、蒸汽消毒要求保持 100℃作用 10 分钟以上；而红外线消毒一般要求控制温度在 120℃并保持 10 分钟以上。 （　　）

四、论述题

1. 有哪些方法可有助于加工的盒饭达到加热保温的要求？

2. 你觉得餐饮业外卖（即到供餐现场进行食品加工）的现场至少应具备哪些基本条件？

参考文献

［1］朱乐敏．食品微生物学．2 版．北京：化学工业出版社，2010．

［2］全国人大常委会法制工作委员会行政法室．中华人民共和国食品安全法解读．北京：中国法制出版社，2015．

［3］曾庆孝，许喜林．食品生产的危害分析与关键控制点（HACCP）原理与应用．2 版．广州：华南理工大学出版社，2001．

［4］熊敏，王鑫．餐饮食品安全．南京：东南大学出版社，2015．

图书在版编目（CIP）数据

食品卫生与安全认证/钟细娥，胡源媛主编 . —广州：暨南大学出版社，2018. 12
（食品生物工艺专业改革创新教材系列）
ISBN 978 - 7 - 5668 - 2302 - 1

Ⅰ. ①食…　Ⅱ. ①钟…②胡…　Ⅲ. ①食品卫生—认证—教材②食品安全—认证—教材
Ⅳ. ①R155. 5②TS201. 6

中国版本图书馆 CIP 数据核字（2018）第 006826 号

食品卫生与安全认证
SHIPIN WEISHENG YU ANQUAN RENZHENG
主　编　钟细娥　胡源媛

出 版 人　徐义雄
策划编辑　张仲玲
责任编辑　黄　球
责任校对　李林达
责任印制　汤慧君　周一丹

出版发行　暨南大学出版社（510630）
电　　话　总编室（8620）85221601
　　　　　营销部（8620）85225284　85228291　85228292（邮购）
传　　真　（8620）85221583（办公室）　85223774（营销部）
网　　址　http://www.jnupress.com
排　　版　广州市天河星辰文化发展部照排中心
印　　刷　广州家联印刷有限公司
开　　本　787mm×1092mm　1/16
印　　张　9
字　　数　220 千
版　　次　2018 年 12 月第 1 版
印　　次　2018 年 12 月第 1 次
印　　数　1—3000 册
定　　价　39. 80 元